マインドフルネス精神医学

マインドフルネスに生きるメソッド

監訳　貝谷久宣（医療法人和楽会理事長）

訳者　和楽会グループ

BECOMING MINDFUL

Integrating Mindfulness
Into Your Psychiatric Practice

Erin Zerbo, M.D., Alan Schlechter, M.D., Seema Desai, M.D., Petros Levounis, M.D., M.A.

株式会社 新興医学出版社

翻訳者一覧

監訳

貝谷　久宣　　和楽会グループ　理事長
　　　　　　　東京マインドフルネスセンター　名誉センター長

翻訳者一覧（翻訳順）

福井　　至　　東京家政大学・東京家政大学大学院　教授
　　　　　　　和楽会認知行動療法センター　所長
川島　一朔　　株式会社国際電気通信基礎技術研究所
　　　　　　　脳情報通信総合研究所
髙橋　　徹　　早稲田大学大学院人間科学研究科
　　　　　　　日本学術振興会特別研究員 DC
熊野　宏昭　　早稲田大学人間科学学術院　教授
鈴木　孝信　　東京多摩ネット心理相談室　代表
境　洋二郎　　医療法人和楽会赤坂クリニック　副院長
山中　　学　　医療法人和楽会横浜クリニック　院長
原井　宏明　　原井クリニック　院長
横山　知加　　国立精神・神経医療研究センター
　　　　　　　認知行動療法センター
松元　智美　　医療法人和楽会赤坂クリニック　心理士
梅景　　正　　東京大学 保健センター　准教授
竹林　　唯　　福島県立医科大学医学部 災害こころの医学講座　助手

監訳者前書き

　マインドフルネスの源流は仏教の禅です。そこから宗教色を取り，アメリカ風のプラグマティズムを基にしてマニュアル化された精神療法がマインドフルネスです。禅が身心の健康に大変よいことはわかっていました。その証拠に日本の禅僧は中世から長生きの人が多いです。しかし，日本の禅僧は，健康によいからといって，真正面から坐禅を勧めることはありませんでした。ドイツ生まれの牧師フーゴー・ラサール（1898 生まれ）―日本名　愛宮真備（えのみやまきび）は，司祭になり上智大学教授として来日しました。その後，広島にてエリザベト音楽大学教授として宗教学を講じる一方，熱心に参禅し，ついに見性されました。その参禅修行の経験が，"Zen, Weg zur Erleuchtung" と題する本として出版され，翻訳が，「禅　悟りへの道」として 1967 年，日本でも翻訳されました（理想社刊）。その本の中で，ラサールは次のように述べています。

　「禅僧は坐禅を治療法などと同一視することは禅を軽蔑するものであると考えるであろう。日本の医学者は一つの治療法として禅に関心をあまり寄せていない。けれども坐禅によって病気が治った歴史上の例があることからすれば，このことはむしろ不思議だと思われる。その典型的な例は高僧白隠である。治療法としての坐禅は，おそらく欧米の医学を遠回りした上で，日本の医術にその座を占めることになるであろう。」

　その卓見的な予言が約 50 年して現実のものとなり，禅が日本にマインドフルネスとして逆輸入されたわけです。

　本書は米国精神医学会出版局から発刊された，精神科医による精神科臨床におけるマインドフルネス活用を主目的に執筆されたものです。日本の精神科臨床において，マインドフルネスの存在はまだまだその価値が十分に認識されていません。マインドフルネスは多くの精神科患者に適応でき，今までの治療では得られないようなすばらしい効果をもたらすことが稀ならずあります。本書が，日本の精神科臨床におけるマインドフルネスの興隆の引き金になればこの上ない喜びです。また，本書は精神科医はもとより，精神科臨床に携わるすべての人の手に取られるべき書だと愚考します。

　私の専門である不安・抑うつ疾患に対する治療は，まず薬物療法と患者教育を含む生活指導ではじまり，様子をみて認知行動療法を行い，最後はマインドフルネスで総仕上げです。もちろんこれらの療法が重複して行われる時期もあります。私は，患者さんに，「病気の症状がよくなりますよ」と言ってマインドフルネスを勧めることはあまりありません。「幸福脳を作りましょう」と言って，患者さんをマインドフルネスに導入します。数年前から，赤坂クリニックでは毎日 3 時間のマインド

フルネス訓練をショートプログラムとして行っています。復職のリワークの一環としても大変有用です。

　本書にもありますように，臨床でマインドフルネスを実施するには，まず，治療者自身がマインドフルネスに精通する必要があります。日本にマインドフルネスが入る前に，私は禅を始めていました。そのような経過から，比較的円滑にマインドフルネスを臨床に導入することができました。治療者がマインドフルネスを実習することにより治療者-患者関係が今までとは大きく変わります。これが，マインドフルネスを臨床に導入する第一のメリットでしょう。すなわち，治療がマインドフルになるのです。そして，患者さんは症状の改善だけでなく，生活の質が変わり，ひいては人生が大変生き心地のよいものに変わっていきます。一人でも多くの精神医学関係者がマインドフルネスを臨床に導入されることを心から願う次第であります。

　平成31年己亥　弥生　吉日　　　滝廉太郎の旧家近くの寓居にて

貝谷　久宣

目　　次

Chapter 7 **マインドフルネスと瞑想がもたらすウェルネス**
精神医療におけるポジティブ心理学の広がり　　101

横山知加

Chapter 8 **青少年へのマインドフルネスのすすめ**　　120

松元智美

Chapter 1：マインドフルネスとは何か？

マインドフルネスと瞑想の歴史

Kacy Richmond, M.D.

Erin Zerbo, M.D.

Petros Levounis, M.D., M.A.

> あらゆる瞬間に思っている以上の可能性が与えられている。
>
> Thich Nhat Hanh

2,500 年前に Buddha は，「大念処経と大安般守意経」というお経で，マインドフルネスの原則について記した。マインドフルネスとは，今ここでの意識の流れを受け入れ，味わう心の状態である。こういった心の状態は，過去や未来に関する反芻や感情的な思考は行わず，また各々の思考をポジティブであるとかネガティブであるなどと評価せず，今ここでの経験へ意識集中することによって得られる（Gunaratana 2002）。マインドフルネスは，「今ここでの意識に気づき続けること」と定義されるが，その意識状態は，興味を持ちつつも評価しない態度で，生じては過ぎ去っていく意識の流れの「スクリーンの裏側から」注視し続けるようなものである（Kabat-Zinn 2003）。

こういった意識状態は，自然に起こるものではない。Jon Kabat-Zinn（2003）は，「やりたいことばかり求めたり，進歩することばかりを重視して，今ここでの意識の流れを軽視している現代社会では，マインドフルネスはきっと奇妙なものに映ることだろう」（p.148）と述べている。現代社会ではマインドフルネスを実践しにく

い現状にあるため，ごく個人的に実践するか，集団で実践するような場合にはリトリート[1] などの機会に行うしかないだろう。

マインドフルネス瞑想は，パーリ語では vipassanā 瞑想というが，一般的には洞察瞑想と呼ばれる（Gunaratana 2002）。良い，悪いといった判断はせず，クリアーにすべての思考に注意を向け，柔軟な心的状態にする訓練により，現実を正確に認識したり，困難な経験に対処できるようになる（Siegel ら 2009）。Gunaratana H（2002）による「マインドフルネス（出村佳子 訳 2012）」というわかりやすい解説書では，マインドフルネスという意味のパーリ語の appamada は静かでクリアーな心的状態であり，現在の状況に広く注意を向ける訓練によって到達できるとされている。

Jon Kabat-Zinn を代表としたアメリカの研究者たちにより，マインドフルネスはこの 35 年間ですでに広く浸透している。今ではマインドフルネスがストレス低減に役立つことが科学的に証明され，ビジネス界や教育界，および医学界などで広く支持されるようになった。マインドフルネスの効果が脳波上で確認されたなどとテレビで報じられたとしても，今さら誰もそれほど驚かないほど知れわたっている。

マインドフルネスは仏教の Theravāda 派から始まった。その後，18 世紀ビルマの Medawi という僧侶が執筆した瞑想マニュアルをもとに，近代の発展へとつながった。Buddha の教えが衰退していたその当時，このマニュアルこそが，僧侶たちに瞑想をしつづける勇気を与えたといわれている（Sharf 2015）。仏教学者 Robert Sharf（2015）によれば，Medawi の伝統を継ぐビルマの僧侶たちが，vipassanā 瞑想の方法を根本から変えた Mahasi Sayadaw（1904-1982）に影響を与えたという。Mahasi Sayadaw による革新的な瞑想法は，身体感覚を通して現在起きていることに注意を集中するというもので，これまでの経歴や宗教，および仏教の知識などを問わず，苦行も必要としない方法であった（Fronsdal 1998）。さらに古くからの階級や儀式も関係ないので，短時間で修得することができた。そのため，vipassanā 瞑想として東アジアおよび西洋で急速に広まった（Fronsdal 1998）。

この瞑想方法は，現代における西洋の仏教僧侶に大きな影響を与えた。ナチスから逃れスリランカにわたった Nyanaponika Thera という Mahasi Sayadaw の弟子は，1954 年に出版した "The Heart of Buddhist Meditation" という著書の中で "bare attention" という言葉でこの方法を表現している（Sharf 2015）。1976 年に，Sharon Salzberg と Jack Kornfield，Joseph Goldstein は，東南アジアで出家や在家の指導者から vipassanā 瞑想を学んだ後，マサチューセッツに Insight Meditation Society（IMS）を共同で設立した。IMS は，西洋における vipassanā 瞑想の最も重要な中核であり，数日にわたるリトリートや，指導者の育成などを行っている

訳注1）　リトリートとは，ある一定時間日常生活から一切離れ，そのことのみに集中する体験。集団で合宿する場合が多い。

（Fronsdal 1998）。そのほかアメリカで初期にマインドフルネスを広めた者のなかに Ruth Denison もいる。彼女は，1979 年に女性のための仏教瞑想のリトリートをアメリカで始めた。また Gil Fronsdal も有名で，彼女が作った仏教教義のポッドキャストは，世界中でダウンロードされている。さらに Tara Brach は，マインドフルネスで癒しをもたらす共感的な技法を広めた。

　ところで，Jon Kabat-Zinn は，マインドフルネス瞑想が痛みや苦しみを乗り越える手助けとして役に立つことに気づき，1979 年に，マサチューセッツ大学医学部で 8 週間の Mindfulness-Based Stress Reduction（MBSR）プログラムを開発した。彼は，マインドフルネス・ストレス低減法と名付けることで，すでに何らかの信仰を持っている人を遠ざけてしまうこともあった仏教から，マインドフルネスを解き放とうと意図したのである（Harrington and Dunne 2015）。しかしこのプログラムは，20 世紀半ば，Mahasi Sayadaw が提唱した出家を必要としない考え方をもとにしているのは明らかである。この Kabat-Zinn のプログラムは大成功を収めた。今や何百もの類似したプログラムが全米で行われており，それらは不安と抑うつに有効であることが示されている。MBSR が広まったことによって，その後マインドフルネス認知療法（mindfulness-based cognitive therapy：MBCT）や，弁証法的行動療法（dialectical behavior therapy：DBT），およびアクセプタンス・コミットメント・セラピーなどが開発されていった。近年マインドフルネスに基づく治療法への興味はさらに高まり，企業や軍隊，およびその他多くの専門職での利用が増加してきている（Harrington and Dunne 2015）。

　1970 年代のインサイト・メディテーション運動にアメリカの仏教指導者たちが巻き込まれる以前に，すでに鈴木大拙（貞太郎）（1870-1966）という日本人の禅のカリスマ的仏教学者が，1950 年代に仏教瞑想を西洋に紹介している（McCown ら 2010）。禅の瞑想では，心を無にして坐禅を組んだり，心で直感的に現実を理解するため，禅問答に集中することになる（Gunaratana 2002）。鈴木大拙の禅についての著作は，Carl Jung（彼は鈴木の著書の紹介を書いている）や Erich Fromm といった心理療法家のみではなく，Allen Ginsberg のようなビート・ジェネレーションの詩人にも影響を与えた。1958 年の Jack Kerouac の「禅ヒッピー（The Dharma Bums）」という小説は，禅的至福を求めた精神的放浪の物語である（McCown ら 2010）。

　禅に熱心に取り組むアメリカ人は増えていったが，1960 ～ 1970 年代には，より神秘主義的なものが注目されるようになっていった。つまり超越瞑想である（McCown ら 2010）。これはヒンズー教の技法の 1 つで，インドから来た Maharishi Mahesh Yogi によって広められたもので，指導者がそれぞれの瞑想者に選んだマントラを繰り返し唱えながら瞑想を行う方法であった。1960 年代に The Beatles が Maharishi をスピリチュアル・ガイドとしてからは，特に有名人のあいだで流行した（McCown ら 2010）。Herbert Benson は，1970 年代に超越瞑想者の研究を発表した

(Bleich and Boro 1977)。彼は，脳波の変化や，心拍数，酸素消費，呼吸数および動脈血における乳酸値の減少を発見し，これらの影響を「リラクセーション・レスポンス」と呼んだ。こういった科学的発見が続いたことで，ヨーロッパの心身二元論が疑問視され，超越瞑想は世界的に認められるようになったのである(Harrington and Dunne 2015)。しかし，今日，超越瞑想の効果についてコンセンサスは得られておらず，超越瞑想からマインドフルネス瞑想に研究の焦点は移っている。Chapter 2の「可塑性と統合 マインドフルネスの神経科学」は，マインドフルネスに関する研究とその概説をまとめた。

　祈りや禅の瞑想，および超越瞑想などと異なり，マインドフルネス瞑想では1つのものに意識を集中して，他を意識から排除させることはしない (Gunaratana 2002)。宗教的儀式や教義を必要とせず，排他的ではなく，簡単で，始めやすい瞑想のスタイルである(Sharf 2015)。またマインドフルネスには，カリスマ的リーダーはおらず，出家階級などのない平等なものとして知られている。このためマインドフルネスでは，各種仏教思想の中で，初の女性指導者が活躍している (McCownら 2010)。

　本書の目的は，臨床家はもとより患者さんに，マインドフルネス瞑想の価値と親しみやすさを伝えることである。Dan Siegel (2007) は，マインドフルネスで思いやりの心が育まれることを示唆した。マインドフルネス瞑想で体積が増える前頭部の中央部分は，他者に共感するときや，自分の感情を鎮めるとき，さらに注意を集中したり，熟達した臨床家が推論しているときなどに，活動する領域である。仏教指導者の Joseph Goldstein (2013) はなぜ心的修養が役立つかについてわかりやすく記している。

　　仏教教義の最も重要で根本的な理解として，われわれの行為や会話，(略)および心が何かを生み出すという，業という概念がある。何をするか，どう行うか，何を話すかということは，他者に影響を与えるだけでなく，自分の心にも影響を与える。時々刻々，自分で自分の心的環境を作り出す。この心的環境こそが生きている世界そのものなのである。このことを理解すると，自分の行為や話すこと，考えることなど，何に注力し，何をやめるかといった自己選択に責任を持つようになる。なぜなら，自分の幸せは，そのことに気づくかどうかにかかっているからである。(略) それでは，あなた自身はどんな心的修養を行っているだろうか？

　マインドフルネスは身体的・精神的および社会的に良好な状態（ウェル・ビーイング）を促進するため，本書の Chapter 3～7 ではマインドフルネスの臨床活用のみでなく，臨床家がどう自分自身のためにマインドフルネスを実践するかに焦点を当てた。やり方の説明だけでなく，マインドフルネスを訓練し始めたときに誰もがぶ

つかる問題についても解説している。またマインドフルネスには，各種精神障害に対する多くの適応があり，それらについては Chapter 6 の「精神病理の治療における介入方法としてのマインドフルネス」で詳細に解説する。

　Chapter 8 〜 11 では自分でできる訓練以外で，マインドフルネスでできることについて，それぞれのトピックスや患者さんの特性ごとに詳述していく。Chapter 8 では青少年へのマインドフルネスの応用について，また，Chapter 9 ではアルコール中毒などの物質障害へのマインドフルネスの応用について，そして，Chapter 10 では食事（マインドフルネス・イーティング）について，さらに，Chapter 11 ではマインドフルネスとテクノロジーとの関係について詳述していく。これらの分野は，マインドフルネスが幅広く応用されていることから選ばれたトピックスである。

　巻末付録 A[2] では，本書の読者のために録音された 2 種類の，瞑想のためのオーディオガイドが紹介されている。このオーディオガイドは，自宅でもオフィスでも利用可能である。巻末付録 B は，マインドフルネスに関する各種資料が示してある。つまり，毎日の瞑想練習に使えるアプリや，リトリート・センターの一覧，ビデオ，ポッドキャスト，そしてさらに学ぼうという方のための読書ガイドなどである。

　マインドフルネスの利用は，多くの分野で飛躍的に増加したが，これはこの方法が効果的で，実施しやすく，場所を選ばないからである。マインドフルネスを始めるにあたり，本書が広く役立ってくれることを祈っている。

訳注2)　オーディオガイド：https://www.appi.org/zerbo

References

Bleich HL, Boro ES: Systemic hypertension and the relaxation response. N Engl J Med 296(20):1152-1156, 1977 323702

Fronsdal G: Insight meditation in the United States: life, liberty, and the pursuit of happiness, in The Faces of Buddhism in America. Edited by Prebish CS, Tanaka KK. Berkeley, University of California Press, 1998, pp 163-182

Goldstein J: Buddhism: The Essential Points (video file). April 23, 2013. Available at: https://www.youtube.com/watch?v=LgkBnMu_cdM. Accessed January 18, 2016.

Gunaratana H: Mindfulness in Plain English. Boston, MA, Wisdom Publications, 2002（バンテ・H・グナラタナ（著），出村佳子（翻訳）（2012）．マインドフルネス サンガ）

Harrington A, Dunne JD: When mindfulness is therapy: ethical qualms, historical perspectives. Am Psychol 70(7):621-631, 2015 26436312

Kabat-Zinn J: Mindfulness-based interventions in context: past, present, and future. Clin Psychol Sci Pract 10(2):144-156, 2003

McCown D, Reibel D, Micozzi MS: Teaching Mindfulness: A Practical Guide for Clinicians and Educators. New York, NY, Springer, 2010

Sharf RH: Is mindfulness Buddhist? (and why it matters). Transcult Psychiatry 52(4):470-484, 2015 25361692

Siegel DJ: Mindfulness training and neural integration: differentiation of distinct streams of awareness and the cultivation of well-being. Soc Cogn Affect Neurosci 2(4):259-263, 2007

Siegel RD, Germer CK, Olendzki A: Mindfulness: what is it? where did it come from? in Handbook of Mindfulness. Edited by Didonna F. New York, Springer, 2009, pp 17-35

（福井　至）

Chapter 2：可塑性と統合

マインドフルネスの神経科学

Joseph Loizzo, M.D., Ph.D.

> 今この瞬間に意図的に注意を払うといった精神活動は，実際に脳を刺激し，統合領域の成長を促すよう活性化させる。こうした神経可塑性的な変化は，マインドフルな気づきとウェル・ビーイングの創造とのつながりを理解する手助けとなる。
>
> Daniel Siegel, The Mindful Brain

　精神科におけるマインドフルネスの役割は，瞑想研究が始まるとともにますます大きくなってきている。Benson と Kabat-Zinn は，瞑想の臨床利用についてエビデンスに基づいたパラダイムであるリラクセーション反応（Beary and Benson 1974）やマインドフルネス・ストレス低減法（mindfulness-based stress reduction：MBSR）（Kabat-Zinn 1982）を築くとともに，メンタルヘルスに応用する研究を始めた。不安に対する初のパイロット研究（Benson ら 1978）の結果は，メンタルヘルスに特化した臨床パラダイムの発展を促進させるのに十分な成果を上げた。初期のパラダイムでは，境界性パーソナリティ（Linehan ら 1991）や再発性うつ病（Teasdale ら 1995）といった治療抵抗性の状態にマインドフルネスが使用されていた。Linehan の弁証法的行動療法（dialectical behavior therapy：DBT）や Teasdale のマインドフルネス認知療法（mindfulness-based cognitive therapy：MBCT）に関する研究が，自傷行動や抑うつ再発の減少を示したことから，マインドフルネスはその他の状態にも適用されるようになり，メンタルヘルスを向上させるための

補助として関心が高まっていった（Baer 2003）。

　その一方，マインドフルネスにおける神経メカニズムの理解が急速に進んでいった。筆者の最初のレビュー（Loizzo 2000）で，瞑想は心理療法と共通のメカニズムをもっていることを提唱した。そのメカニズムは，ストレスの低減と学習を豊かにすることの2つの要素を組み合わせたものである。精神医学で扱われる最も一般的な状態は，脳が過度なストレスホルモンや炎症サイトカインに曝され，「擦り切れる」ことに関連している。アロスタシスと呼ばれる，通常の困難場面への適応的な反応とは対照的に，慢性的なストレスとトラウマによって引き起こされる「擦り切れ」症候群は，アロスタティック負荷／過負荷として説明されてきた。同時期に他の研究者が一見矛盾するような発見を報告している。それはポジティブな刺激を継続的に与えられると脳はその組織を成長，修復，再生させるというものであった。この「使わなければダメになる」過程は，現在では神経可塑性として知られている。神経可塑性はストレスによる擦り切れを相殺するだけでなく，学習や神経新生が「豊かな環境」により強められるという発見（Rosenzweig and Bennett 1996）にも関係している。

　Kandelといった先駆者たちはこの神経可塑性に注目し，精神医学の新しいパラダイムの基盤を作った（Kandel 1998）。しかしながら，彼が提唱したパラダイムは，もう1つの研究の流れなくしては完成しなかっただろう。ストレス反応（Selye 1955）が説かれてから20年後，Bensonはこれを補完するものとして，リラクセーション反応というアイデアを取り入れた。ここでは，自律神経系（autonomic nervous system：ANS）の二元構造や，交感神経のストレスに対する役割から，瞑想は副交感神経活動を高めリラクセーション反応を誘導すると説明された。MBSRの研究では，マインドフルネスはリラクセーション反応とは異なる「注意の訓練」として区別された（Goleman and Schwartz 1976）。マインドフルネスの効果はリラクセーションだけによるものではなく，筆者が提案したように，ハイブリッドなメカニズムによるものである：一つは，ストレス反応を弱めてアロスタシスを改善する瞑想の静穏機能であり，もう一つは使用頻度依存性の神経可塑性を刺激することで学習効果を高める注意機能である（Davidson 2000）。

　さらに，マインドフルネスと，神経活動の増加，ミエリン形成，神経新生に一致した脳波パターンや脳の構造的変化との関連を調べた研究があり（Lazarら 2000, 2005），これらは瞑想のメカニズムにおいて神経可塑性が役割をもつことを支持している。Lutzら（2004）による重要な研究によって，チベットで訓練した熟達者は，学習や可塑性が向上していることを示す脳波（それまでに報告されていなかった，ガンマ活動と活動の同期を示す一連の電気活動）を，自分の意志で意識的に誘導することができるということがわかった。より近年の研究でも，瞑想と神経形生の結びつきや（Hölzelら 2011a；Ludersら 2009），瞑想と神経細胞間の結合性の結び

つきが確認されている（Gardら 2014；Jangら 2011）。今日，瞑想は意識的な自己制御におけるミッシングリンクとして，すなわちメンタルトレーニングと神経細胞発火の電気化学的プロセス，遺伝子転写におけるエピジェネティックな制御，および新しい神経結合の発生をつなぐものと捉えられている。

　これらの研究によって，マインドフルネスがどのようにして学習を豊かにしたのかが明らかになった。一方で，マインドフルネスのメカニズムと効果に関する新たな側面も明らかになった。すなわち，自律神経系（ANS）の意識的な制御である。意識的な呼吸訓練に関するこの数十年の研究すべてにおいて，ANS に対する何らかの調整が示されている（Harinathら 2004）。このような変化に対する理解は，より最近の ANS に対する検討（Porges 2011）によって拡大している。ミエリン形成された「知性的な迷走神経（腹側迷走神経）」は，進化の過程で哺乳類において発生したものである。これがどのように自発的な呼吸をサポートし，原始的な迷走神経（背側迷走神経）や交感神経の反射を調整することを助け，社会参加に必要なより高次の皮質使用能力拡大をサポートするのかについて，Porges は説明している。

　もう１つの全般的なモデルでは，瞑想を統合的実践として見ている。注意とリラクセーションが組み合わされると，神経処理における解離的で反射的なモードから脱し，統合的で反応的なスタイルへと移行しやすくなる。解離的で反射的なモードは，ストレスやトラウマ，不安定な愛着の下で蔓延する一方，統合的で反応的なスタイルは，社会的な安全状態，ポジティブな刺激，確固な愛着のもとで生じる（Siegel 2012）。統合モデルとマインドフルネスは，最も新しく進化した脳領域である前頭前皮質（prefrontal cortex：PFC）の研究において合流する。前頭前野が持つ機能の一覧を見てみると選択的注意，ワーキングメモリ，プランニングと実行，情動制御，共感，道徳，問題解決，身体への気づき，人間として望ましい発達を羅列しているかのようである。PFC は，新皮質，辺縁系，皮質下，中脳，脳幹といった他の脳領域と緊密に結合している。このことから，PFC は神経系という交響曲楽団の「指揮者」であり，意識的な脳統合の座としてみられている。当然 PFC は，現在の瞑想研究においても中核的な役割を果たしている。例えば Vago（2014）のモデルではマインドフルネスを PFC を基盤とした統合的ネットワークを強め，自己洞察，自己調節，自己超越を育むものとしている。

🪷 マインドフルネスと心理療法：縦の統合と横の統合

　数十年にわたって，研究者たちはマインドフルネスと自由連想法の類似性を考察してきた。Freud の「均等に漂う注意」と，マインドフルネスの説明にある「偏りのない注意」との表明的な類似は別としても，これらの類似性についての考察は，より深いメカニズムに関する２つの疑問を生む（Loizzo 2000）。まず，マインドフル

ネスと自由連想法は，通常の覚醒状態から睡眠やトランスまでの意識状態スペクトラムのうち，どの位置にあるのか。そしてこれら2つは，抽象的な分析的な極から具現化された感覚運動の極までのスペクトラムのうち，どの意識モードを使うのか。

　超越瞑想やマインドフルネスといった一般的な瞑想技法に関する脳波研究は，新皮質のアルファ振幅とコヒーレンスが徐々に増加するというパターンを報告している（Fenwick 1987）。このパターンは，うとうとしている意識状態に類似した静けさと自己観察を深める最初の段階を示唆している（Cahn and Polich 2006）。しかし瞑想経験者は毎回，通常眠気につながるこの進行を止める。そして，一般的にステージ1の睡眠状態で現れる，遅いシータ波やデルタ波を発生させる代わりに，高周波のシータ活動を生じさせる。これは，注意が増大しているときに見られる脳波である（Gruzelier 2009）。覚醒下のリラクセーションに類似したパターンは，Freud が「覚醒状態催眠」と呼ぶ自由連想法においても同様に涵養されると考えられている（DelMonte 1995）。

　マインドフルネスは意識状態のスペクトラムのうち，どの部分に位置するだろうか。この疑問は縦の統合のテーマとかかわってくる。意識水準と意識状態にいくらかの乖離があることは，人の心と脳において標準的な状態である。しかし，正しい方法と繰り返しの訓練によって，それらは統合されたシステムへと再編成できる可能性があるようだ。実際，洞察と注意が維持されうる意識水準は，固定されたものではなく，むしろ訓練の種類や熟練度によって変化する。これについては，瞑想熟練者における，より深部の脳構造に対する自己制御を示した研究（Luders ら 2014；Lutz ら 2008）から明白である。またそれ以外にも，夢を見ている状態や深い眠りに落ちている状態でも覚醒時のマーカーを示す瞑想熟達者についての研究（Mason ら 1997）や，冬眠，夏眠，水生哺乳類における潜水状態と似た低代謝状態における覚醒意識についての研究（Heller ら 1987）が，この事実を示している。

　大脳半球や，重要な皮質下構造である島皮質，帯状回，海馬，扁桃体において，左右の機能分化が存在することを示すエビデンスが増えていることを踏まえると，瞑想と心理療法がどのように脳半球間の左右分化を変化させるかが第2の疑問となる。左右半球を外科的に切り離したてんかん患者に関する Roger Sperry の研究（Sperry 1974）以来，言語表出を担う左半球が，分析的処理，楽観的思考，ポジティブ感情，接近行動を支える傾向にあり，その一方，感覚運動的な感受性にかかわる右半球が，統合的処理，最悪の事態についての思考，嫌悪情動，回避をサポートするというエビデンスが増えていった。このことは，迷走神経の活動は一般的に左半球の処理を支配し，交感神経の活動は右半球を支配する傾向があるという知見（Shannahoff-Khalsa 2007）と合致している。瞑想と心理療法には，適度なリラクセーションと高められた注意が混在するという共通点がある。このことから，瞑想と心理療法は半球片側性を変化させる共通のメカニズムをもっていると考えられる

（Loizzo 2009）。このメカニズムは数々の研究成果から支持されており，2通りの説明がなされてきた。

DelMonte（1995）の説によると，半球間の優位性のバランスが取れる方向に変化することによって，通常存在する半球間の分離が減り，普段押し殺された情動や抑圧されたトラウマに対して言語意識的なアクセスが増大するという。これは，瞑想による，脳梁容積の増大（Luders ら 2012），皮質統合の増大（Gard ら 2014；Luders ら 2011），右前帯状皮質と右島皮質の活動と容積の増大（Lazar ら 2005），右扁桃体の活動と容積の減少，尾状核や被殻といった潜在学習にかかわる脳部位の活動増大（Tang ら 2009）という知見に一致する。

Davidson ら（2003）は，マインドフルネスにおいて生じる，前頭前野活動の左半球へのシフトに基づいて，補足的な説明をしている。彼らによると，マインドフルネスにおける感情制御の向上は，左半球がより関与することに起因するという。この発見は，マインドフルネスがメタ認知を高めることで抑うつの再発防止に役立つという臨床上の知見と一致する（Teasdale ら 1995）。また，注意の柔軟性とレジリエンスが瞑想者で増大するという発見（Gard ら 2014）とも一致する。さらに，一般精神病理学における近年の臨床モデルとも重なる部分がある。これは，不安，抑うつ，トラウマ，注意欠如，衝動制御，依存症は，前頭葉機能低下の症候群であるとするモデルである。前頭葉機能低下とは，前頭前野によるトップダウンな制御機能にかかわる中枢と経路の発達的な欠陥や，それらの機能が使われなくなることによる，辺縁系の反応性や皮質下に由来する衝動性の制御不全を指す（Menon 2011）。

どちらの説明も妥当性を持っており，両者は相補的なメカニズムを表している。普段押し殺され，切り離され，あるいは抑圧されているものへのアクセスが増えることで，より深い洞察や，修正体験，変容への道が拓かれる。それと同等に，メタ認知的洞察や，物語的リフレーミング，感情制御といった高次な能力は，新たに入手した情報を建設的に再処理するために必要である。瞑想と心理療法に共通するこの第2の普遍的メカニズムは，明らかに横の統合のテーマと関連している。人の心と脳はこれまで考えられていた以上に，縦の統合と同様，横の統合を進めるための優れた能力をもつようであり，このことは特に厳格な方法と実践が用いられるときに当てはまる（Luders ら 2012）。

マインドフルネスの全スペクトラム：実践形態，メカニズム，統合

続く3つのセクションでは，ここまでの概観を踏まえ，マインドフルネスの全スペクトラム，その神経メカニズム，効果について分析する。まず，マインドフルネスを5つの異なる実践形態に分類する。続いて，それらの形態と Vago（2014）が3

つに大別した作用機序（自己知覚，自己制御，自己超越）それぞれとの対応関係を，文献に基づき述べる。そして，それらの効果を3つの統合水準，すなわち，新皮質，辺縁系，中心脳と対応づける。加えて，実践形態，作用機序，統合水準のそれぞれが，どのように瞑想的な心理療法へつながるかについても触れる。

　マインドフルネスの実践において伝統的に伝えられている形態は，①身体のマインドフルネス，②感受のマインドフルネス，③心のマインドフルネス，④精神性のマインドフルネス，⑤慈愛の5つである。次のセクションでは，身体のマインドフルネスの実践を，自己知覚のメカニズムや新皮質の統合の効果と対応づける。続いて，感受のマインドフルネスと慈悲について，自己制御および辺縁系の統合と対応づける。最後に，心のマインドフルネスと精神性のマインドフルネスについて，自己超越および中心脳の統合と対応づける。

身体のマインドフルネスと自己知覚：新皮質の統合

　マインドフルネス実践の基本的な5形態のうち，最もシンプルなものが，身体のマインドフルネスである。身体のマインドフルネスは，意識的な注意を体へつなぎなおすための焦点として，呼吸を用いるところから始まる。手軽で再現性の高い方法論を提供するこの技法は，注意を形作り，自己知覚を涵養する。自己知覚は，Vago（2014）がマインドフルネスの第一の作用機序として提唱したものである。すべてのマインドフルネス実践は，気づきを訓練する。そのため，これらの実践が注意力を高め，ワーキングメモリを拡張し，背外側・前部前頭前野といった実行領域の活動や灰白質を増大させることが示されたのは，当然といえるだろう（Lazarら 2005；Ludersら 2009）。マインドフルネスは注意力だけでなく，注意の柔軟性，流動性知能（Jhaら 2007），レジリエンス，グローバルネットワークの効率性，ネットワーク統合（Gardら 2014）といった，メタ認知機能を高めることが示されてきた。またメタ認知的気づきの拡大に一致する知見として，マインドフルネスが情動制御を増強させることも示されている（Creswellら 2007）。これは前頭前野のうち，眼窩前頭前野の活動が高まることにより生じており（Hölzelら 2011b），感受性からの解離という代償が伴うものではない。事実，マインドフルネスは身体の自己知覚を高め，内受容感覚マップ，あるいは身体感覚へのつながりを司る深部新皮質領域である（右）島皮質（Farbら 2013）や，右視床の活動と容積を増大させる（Ludersら 2009）。同様に，マインドフルネスや関連する実践法は知覚の感受性や内省の正確性（Fox 2012），感情の弁別（MacLeanら 2010）を高めることが発見されている。

　マインドフルネスと新皮質的な自己知覚を結びつける発見の中でも最も興味深いのは，デフォルトモードネットワークにおけるオフライン処理に対するマインドフ

ルネスの影響に関したものである。デフォルトモードネットワークは，内的に生じる，自己言及的語りや自己・世界像のループを維持させ，課題の合間に心と脳がアイドリング状態になったとき，その隙間を埋める。このネットワークの機能は瞑想者と非瞑想者で異なり，前者では，実践中のみならず，日常生活においても自己言及活動が小さいことが示されている（Brewerら 2011）。しかし，マインドフルネスの実践は，純粋な内的現実にはまりこんだ，分離した自己知覚を導くわけではない。マインドフルネスの実践は，自己知覚を外の世界へと開き，顔認識を支える部位であるミラー領域やデフォルトモードネットワーク領域，すなわち自他の共感システムと，意図的行動のプランニングと実行にかかわる領域である小脳領域を成長させる（Hölzelら 2011b）。これらの発見からマインドフルネスは，自己構成プロセスを脱自動化し，アイデンティティーに関する従来の習慣や社会的認知，意図に対してメタ認知的気づきと柔軟性を与えることで，自己知覚と新皮質の統合を増大させることが示唆される。統合された社会的関与に役立つ新皮質の能力を拡張するために，マインドフルネスの実践が役立つという知見は，Porges（2011）の ANS 調節モデルと一致する。

　治療において，基本的なマインドフルネスは，MBCT における重要な要素であるだけでなく，力動的心理療法を支える自由連想法のようにも機能する。つまり，自己を制限する自我防衛の代わりに洞察と観察する自我の出現を促進するのである。この新皮質的なメカニズムは，マインドフルネスがなぜ抑うつからの回復を促進させ，力動的な実践を行うために役立つ補助として取り入れられるのかについて説明する手助けとなるだろう。

感受のマインドフルネス，慈しみ，自己制御：辺縁系の統合

　マインドフルネス実践における 2 つ目の基本的な形態は，感受のマインドフルネスである。これは，喜び，苦痛，中性の生の感情に対して集中するものである。これらの感情は，身体，心，世界におけるすべての経験を彩り，ポジティブ，ネガティブ，ニュートラルな刺激に対して，無意識下の反応を引き起こす。この重要な実践は，過去の条件づけに基づいた感覚的反応性を予期し，妨げるように心を訓練する。これは，マインドフルネスに基づいた慈愛の実践に対してもいえることである。慈愛の実践は，恐怖，激怒，恥といった反応的な感情を予期し，慈しみ，寛容，受容といった前向きな感情へと変換することによって，反応的な感情を妨げるように心を訓練する。

　実践形態のうち始めの 2 つは，Vago（2014）が唱えるマインドフルネスの 2 番目のメカニズムである自己制御と関連する。自己制御とマインドフルネスの関係性は，調整不全に対する新皮質の脆弱性に端を発している。この脆弱性は，人間の脳が元

来持つ自己防衛機構に由来するものである。新皮質は，安全性が知覚された条件においてのみ，PFC によってもたらされる元々の社会的関与モードを維持する。脳は通常，一度潜在的な危害を検出すると，扁桃体の影響を受け，ストレス防御モードへと移行する。この移行は，交感神経系と視床下部・下垂体・副腎系の構成要素による一般的なストレス反応を引き起こすだけでなく，PFC のトップダウンな制御を無効化し，新皮質を「ハイジャック」する。このモードにおいて脳は前頭葉機能低下の症候群へと陥る。ストレスが慢性化すると，受けたダメージはより悪化する。そして最後には，抑うつ，慢性疲労症候群，学習性無力感，心的外傷後ストレス障害といった，アロスタティック過負荷の状態になってしまう。

　マインドフルネスは不安や知覚されるストレスの程度を減らすことが示されているが，これらは右扁桃体の活性および灰白質体積の減少と関係することが研究によりわかっている（Goldin ら 2013）。この「ボトムアップ」なストレス反応性に対する自己制御の向上メカニズムの 1 つは，恐怖とストレスの知覚を和らげることで知られる PFC 領域により，ACC の活動が増大することにある（Posner ら 2007）。そう考えられるのは ACC が認知・情動統合による辺縁系のトップダウン制御のためのハブとなる領域であるためである。Tang ら（2009）は，マインドフルネスに似た心身の自己制御訓練が，集中力を高めることに加え，知性的な（腹側）迷走神経活動の指標である心拍変動と同様に，ACC 活動を増大させることを発見した。

　感受のマインドフルネスにおけるもう 1 つの自己制御メカニズムは，海馬によりもたらされる感情的文脈の増大を反映している。扁桃体を脳の感情警報装置とするなら，海馬はその調整器や緩衝装置として働く。海馬は顕在記憶を作り，保持するという機能を担っている。このことから海馬は，現在のデータポイントを，時間・空間的，社会・情動的，物語的視点の内的宇宙へと対応づけているといえる。この海馬の基準設定は，扁桃体で処理された生の感覚入力を文脈にあてはめることを助ける。そして，個人や個人間の経験を広く考慮し，最悪のケースの恐怖をリフレーミングする。

　感受のマインドフルネスに加え，感情脳を自己制御するための 2 つ目の主要な実践形態は，慈愛，あるいは慈悲の実践である。過去十年にわたり，慈愛の効果とメカニズムを明らかにする重要な発見がいくつもされてきた。Fredrickson ら（2008）は，シンプルな慈愛の瞑想，すなわち，マインドフルな状態でポジティブな情動を働かせ，徐々に自己や他者に向けて拡大していく方法が，ポジティブな感情の幅を広げ，ウェル・ビーイングを拡大し，社会的資源や人間関係を豊かにすることを発見した。さらに近年の研究は，慈悲の訓練のメカニズムを明らかにしてきている。脳は通常，苦痛の表情を見たとき，前頭頭頂ミラーニューロン系と中部 ACC を活動させることで反応する。これにより，条件づけられた嫌悪活性と恐怖反応が，それぞれ前部島皮質と扁桃体で起こる。短時間のマインドフルな慈悲の訓練を行った

後の初心者の脳では，PFC と前部島皮質，扁桃体の結合性が弱くなっていること
が示された。さらに，PFC 制御領域（背外側前頭前皮質，内側眼窩前頭前皮質）と，
意図のハブとしての働きをする上部 ACC（Klimecki ら 2013）においてより強い活
動が示され，中脳辺縁報酬系にも有意な活動が見られた（Weng ら 2013）。慈愛と
慈悲の訓練の効果は，辺縁系機能におけるボトムアップな社会・情動的なストレス
反応モードから，ポジティブな感情的自己制御と前向きな社会的関与をもたらす
トップダウンモードへと自己制御的に移行することを反映している。

　臨床の場において，感受のマインドフルネスと慈しみの訓練を統合させた初の介
入は，Linehan の DBT（Linehan ら 1991）である。より最近では，MBSR や MBCT
のような介入が効果を上げるためには，内面へと向けた慈しみの実践である「自己
への慈悲（セルフコンパッション）」の研究が不可欠だとされている。このことは，
マインドフルネス実践の自己制御形態が，広い治療的可能性をもつことを示唆して
いる（Kuyken ら 2010；Neff 2003）。さらに第二世代の介入法が主にチベットの技
法に基づいて発展しており，認知的慈悲訓練（Desbordes ら 2012）や慈悲涵養訓
練（Klimecki ら 2014）として定式化されている。これらのうち最も発展している
介入は，MBCT を基に Paul Gilbert（2014）により定式化された慈悲焦点化療法で
ある。これに関する初期の研究では，この治療法が抑うつ，不安，精神病の治療や
禁煙など，精神と身体にわたる健康問題に対して効果が強く見込まれた（Leaviss
and Utteley 2015）。感受のマインドフルネスと慈しみの実践は最終的に，精神分
析家である Mark Epstein（1995）と Jeffrey Rubin（1996）により，心理療法に対す
る対象関係論的アプローチへと巧みに織り込まれた。

マインドフルネスと自己超越：中核脳の統合

　最後の 2 つの実践形態である心のマインドフルネスと精神性のマインドフルネス
は，マインドフルネスの形態の中では最も知られていない。なぜならこれらの形態
は，教えるのも，学ぶのも，訓練するのも，これまでに紹介した 3 つと比べ難しい
からである。心のマインドフルネスでは，心のプロセスの初期段階へと注意を向け
る。心のプロセスの初期段階は伝統的に，直感的な感覚や心的印象の生データであ
るとみなされる。これらは，言語的概念や象徴的イメージ，情動的記憶とのあらゆ
る連合に先立つものである。前処理された心身の状態に対してこのように「流れに
さかのぼって」アクセスする利点は，明らかに，ストレスやトラウマに対してのボ
トムアップな反応性にかかわる条件づけられた連合の修正に関連している。この実
践法を補うのが，精神性のマインドフルネスである。この実践法は，心のマインド
フルネスを経て前処理された入力へ直接的にアクセスすることを基本としている。
この実践により記憶イメージ，情動反応，言語的物語などと条件づけられた連合に

よる処理が入力に対して行われる際，その処理過程へバイアスのかからない気づき
を向けることができる。そのことによって，精神性に対するメタ認知的な評価や修
正を伴って入力が処理されるようになる。例えば，知覚の歪み，反射的情動，トラ
ウマ的物語などが修正される。この実践の組み合わせは，深い心理的洞察の実践と
なりパーソナリティの脱構築と再構築を通した自己超越を支える方法となる。

　心のマインドフルネス実践のメカニズムとして考えられるもののうち1つ目は，
マインドフルネスが中核脳領域の灰白質体積と活性を増大させるという発見を基に
している。尾状核，被殻，視床からなるこの領域は感覚知覚や潜在学習に重要であ
る（Pickutら 2013；Tangら 2012）。2つ目のメカニズムは，脳幹橋部で処理され
る一次的制御にかかわる構造と処理の調整にかかわっている。Singletonら（2014）
の研究では，マインドフルネスによるウェル・ビーイングの増大が背側橋における
灰白質密度の増大と相関することを示している。この結果は，議論が重ねられてい
るマインドフルネス実践によるウェル・ビーイングへの効果について，考えうるメ
カニズムに光をあてている。この相関から，マインドフルネスによって生じるウェ
ル・ビーイングと，気分や覚醒を調整する神経伝達物質であるセロトニン，ノルエ
ピネフリン，アセチルコリンを司る橋の諸核とのメカニズム的なつながりが支持さ
れるだろう。このメカニズムは，密接に関係した実践である禅瞑想の研究によって
も支持される。この研究では，前頭前野活動の上昇とセロトニンの増大が，瞑想初
心者における気分の改善と相関すると結論づけている（Yuら 2011）。

　Singletonら（2014）は，心のマインドフルネスと精神性のマインドフルネスが
どのようにして自己超越の感情的な要素を支えうるのかについて，妥当なメカニズ
ムを提起した。しかし，認知的な要素については2つの迷走神経複合体が心肺機能
の制御やその再生状態を司る主な中枢と交差する場所である脳幹延髄部の変化に関
係しているようである。初期の研究は，熟達した呼吸制御を伴ったありのままの気
づきを行う実践が意識のはっきりした冬眠状態に類似した深い低代謝状態へと誘導
しうることを示しているが（Hellerら 1987），このことは皮質の高い覚醒水準が逆
説的に実現されることを支持している（Bensonら 1982, 1990）。さらに最近の研究
でも，これらの知見が再現されており（Amihai and Kozhevnikov 2014），それが
延髄灰白質密度の増大と結び付けられている（Vestergaard-Poulsenら 2009）。こ
れらのお互いに関連した知見は，脳幹社会関与システムの完全な統合は，原始的な
背側迷走神経によるフリーズ反射を知性的な腹側迷走神経が調整することによって
支えられるというPorges（2011）の理論に一致している。

🪷 まとめ：マインドフルネスと神経精神医学の未来

　この章では，神経科学と生理学上において収束しつつあるブレークスルーをまと

めた。ここで紹介したアロスタシス，神経可塑性，社会神経科学，情動神経科学，多重迷走神経理論は，21世紀の精神医学に近年現れつつあるパラダイムにおける重要な要素である。マインドフルネスの様々な形態が，すべての神経系水準において，外傷的なストレス反応を和らげることを助け，社会的関与を支えるその方法は，さらにマインドフルな脳統合という治療的な利益を明示する。このことは，無意識の構造とプロセスに高次意識の光を照らす助けをするという精神分析が元々持つ可能性を再燃させるものである。

　臨床家にとってこのレビューで着目すべき重要な結論は1つである。それはマインドフルネス実践が心理療法と共通の治療的効果を多くもっているだけでなく，その主要な脳内機序も共通しているらしいという点である。しかも，マインドフルネス実践に対する神経研究の潮流は高まっており様々な状態に対するマインドフルネス介入について有望な結果が得られている。これらのことは成長しつつある瞑想的心理療法の分野へメンタルヘルスに携わるすべての専門家たちの関心を惹きつけるに違いない。

🪷 将来の研究と考察のためのキーポイント

- 基本的なマインドフルネス実践は，前頭部と島皮質の容積と能力を拡大し，自己知覚，注意，柔軟性，内受容感覚，情動制御を高める。

- 感受のマインドフルネスと慈愛の実践は，前帯状皮質と海馬の容積を拡大し，社会的感情，反応，報酬の自己制御を高める。その一方，右扁桃体の容積とボトムアップな外傷的ストレス反応性を弱める。

- 心と精神性のマインドフルネスでは，嫌悪条件づけ，生来の神経内分泌・自律神経系のストレス反応性を超越することを促進するが，それは潜在学習，内的報酬，神経内分泌のリズム，自律神経の持続的活動にかかわる領域である皮質下と脳幹構造にアクセスし，それらの働きを調整することによるものである。

- マインドフルネス実践の5つの要素は，超越瞑想，リラクセーション反応，ハタヨーガ，慈悲の訓練，禅瞑想，イメージ法，詠唱法，呼吸制御法，マインドフルな動作といった，その他の一般的な瞑想的実践にも重なる。このことは，これらの実践法がメンタルヘルスやウェル・ビーイングに対して持つ，メカニズムや潜在的な利益の概観を示す。

References

Amihai I, Kozhevnikov M: Arousal vs. relaxation: a comparison of the neurophysiological and cognitive correlates of Vajrayana and Theravada meditative practices. PLoS One 9(7):e102990, 2014 25051268

Baer RA: Mindfulness training as a clinical intervention: a conceptual and empirical review. Clin Psychol Sci Pract 10:125–143, 2003

Beary JF, Benson H: A simple psychophysiologic technique which elicits the hypometabolic changes of the relaxation response. Psychosom Med 36(2):115–120, 1974 4814665

Benson H, Frankel FH, Apfel R, et al: Treatment of anxiety: a comparison of the usefulness of self-hypnosis and a meditational relaxation technique. An overview. Psychother Psychosom 30(3–4):229–242, 1978 368852

Benson H, Lehmann JW, Malhotra MS, et al: Body temperature changes during the practice of g Tum-mo yoga. Nature 295(5846):234–236, 1982 7035966

Benson H, Malhotra MS, Goldman RF, et al: Three case reports of the metabolic and electroencephalographic changes during advanced Buddhist meditation techniques. Behav Med 16(2):90–95, 1990 2194593

Brewer JA, Worhunsky PD, Gray JR, et al: Meditation experience is associated with differences in default mode network activity and connectivity. Proc Natl Acad Sci USA 108(50):20254–20259, 2011 22114193

Cahn BR, Polich J: Meditation states and traits: EEG, ERP, and neuroimaging studies. Psychol Bull 132(2):180–211, 2006 16536641

Creswell JD, Way BM, Eisenberger NI, Lieberman MD: Neural correlates of dispositional mindfulness during affect labeling. Psychosom Med 69(6):560–565, 2007 17634566

Dahl CJ, Lutz A, Davidson RJ: Reconstructing and deconstructing the self: cognitive mechanisms in meditation practice. Trends Cogn Sci 19(9):515–523, 2015 26231761

Davidson RJ: Affective style, psychopathology, and resilience: brain mechanisms and plasticity. Am Psychol 55(11):1196–1214, 2000 11280935

Davidson RJ: The Emotional Life of Your Brain. New York, Plume Books, 2013

Davidson RJ, Kabat-Zinn J, Schumacher J, et al: Alterations in brain and immune function produced by mindfulness meditation. Psychosom Med 65(4):564–570, 2003 12883106

DelMonte M: Meditation and the unconscious. J Contemp Psychother 25(3):223–242, 1995

Desbordes G, Negi LT, Pace TW, et al: Effects of mindful-attention and compassion meditation training on amygdala response to emotional stimuli in an ordinary, non-meditative state. Front Hum Neurosci 6:292, 2012 23125828

Epstein M: Thoughts Without a Thinker: Psychotherapy from a Buddhist Perspective. New York, NY, Basic Books, 1995

Farb NA, Segal ZV, Anderson AK: Mindfulness meditation training alters cortical representations of interoceptive attention. Soc Cogn Affect Neurosci 8(1):15–26, 2013 22689216

Fenwick PB: Meditation and the EEG, in The Psychology of Meditation. Edited by West MA. New York, Clarendon Press, 1987, pp 104–117

Fox KCR, Zakarauskas P, Dixon M, et al: Meditation experience predicts introspective accuracy. PLoS One 7(9):e45370, 2012 23049790

Fredrickson BL, Cohn MA, Coffey KA, et al: Open hearts build lives: positive emotions, induced through loving-kindness meditation, build consequential personal resources. J Pers Soc Psychol 95(5):1045–1062, 2008 18954193

Gard T, Taquet M, Dixit R, et al: Fluid intelligence and brain functional organization in aging yoga and meditation practitioners. Front Aging Neurosci 6:76, 2014 24795629

Gilbert P: The origins and nature of compassion focused therapy. Br J Clin Psychol 53(1):6–41, 2014 24588760

Goldin P, Ziv M, Jazaieri H, et al: MBSR vs aerobic exercise in social anxiety: fMRI of emotion regulation of negative self-beliefs. Soc Cogn Affect Neurosci 8(1):65–72, 2013 22586252

Goleman DJ, Schwartz GE: Meditation as an intervention in stress reactivity. J Consult Clin Psychol 44(3):456–466, 1976 777059

Gruzelier J: A theory of alpha/theta neurofeedback, creative performance enhancement, long distance functional connectivity and psychological integration. Cogn Process 10 (suppl 1):S101–S109, 2009 19082646

Harinath K, Malhotra AS, Pal K, et al: Effects of Hatha yoga and Omkar meditation on cardiorespiratory performance, psychologic profile, and melatonin secretion. J Altern Complement Med 10(2):261–268, 2004 15165407

Heller C, Elsner R, Rao N: Voluntary hypometabolism in an Indian Yogi. J Therm Biol 2:171–173, 1987

Hölzel BK, Carmody J, Evans KC, et al: Stress reduction correlates with structural changes in the amygdala. Soc Cogn Affect Neurosci 5(1):11–17, 2010 19776221

Hölzel BK, Carmody J, Vangel M, et al: Mindfulness practice leads to increases in regional brain gray matter density. Psychiatry Res 191(1):36–43, 2011a 21071182

Hölzel BK, Lazar SW, Gard T, et al: How does mindfulness meditation work? Proposing mechanisms of action from a conceptual and neural perspective. Perspect Psychol Sci 6(6):537–559, 2011b 26168376

Jang JH, Jung WH, Kang DH, et al: Increased default mode network connectivity associated with meditation. Neurosci Lett 487(3):358–362, 2011 21034792

Jha AP, Krompinger J, Baime MJ: Mindfulness training modifies subsystems of attention. Cogn Affect Behav Neurosci 7(2):109–119, 2007 17672382

Kabat-Zinn J: An outpatient program in behavioral medicine for chronic pain patients based on the practice of mindfulness meditation: theoretical considerations and preliminary results. Gen Hosp Psychiatry 4(1):33–47, 1982 7042457

Kandel ER: A new intellectual framework for psychiatry. Am J Psychiatry 155(4):457–469, 1998 9545989

Klimecki OM, Leiberg S, Lamm C, Singer T: Functional neural plasticity and associated changes in positive affect after compassion training. Cereb Cortex 23(7):1552–1561, 2013 22661409

Klimecki OM, Leiberg S, Ricard M, Singer T: Differential pattern of functional brain plasticity after compassion and empathy training. Soc Cogn Affect Neurosci 9(6):873–879, 2014 23576808

Kuyken W, Watkins E, Holden E, et al: How does mindfulness-based cognitive therapy work? Behav Res Ther 48(11):1105–1112, 2010 20810101

Lazar SW, Bush G, Gollub RL, et al: Functional brain mapping of the relaxation response and meditation. Neuroreport 11(7):1581-1585, 2000 10841380

Lazar SW, Kerr CE, Wasserman RH, et al: Meditation experience is associated with increased cortical thickness. Neuroreport 16(17):1893-1897, 2005 16272874

Leaviss J, Uttley L: Psychotherapeutic benefits of compassion-focused therapy: an early systematic review. Psychol Med 45(5):927-945, 2015 25215860

Linehan MM, Armstrong HE, Suarez A, et al: Cognitive-behavioral treatment of chronically parasuicidal borderline patients. Arch Gen Psychiatry 48(12):1060-1064, 1991 1845222

Loizzo J: Meditation and psychotherapy: stress, allostasis and enriched learning, in Complementary and Alternative Medicine and Psychiatry. Edited by Muskin PR. Review of Psychiatry, Vol 19 (Oldham JM, Riba MB, Series Editors). Washington, DC, American Psychiatric Press, 2000, pp 147-197

Loizzo J: Optimizing learning and quality of life throughout the lifespan: a global framework for research and application. Ann N Y Acad Sci 1172:186-198, 2009 19743554

Luders E, Toga AW, Lepore N, Gaser C: The underlying anatomical correlates of longterm meditation: larger hippocampal and frontal volumes of gray matter. Neuroimage 45(3):672-678, 2009 19280691

Luders E, Clark K, Narr KL, Toga AW: Enhanced brain connectivity in long-term meditation practitioners. Neuroimage 57(4):1308-1316, 2011 21664467

Luders E, Phillips OR, Clark K, et al: Bridging the hemispheres in meditation: thicker callosal regions and enhanced fractional anisotropy (FA) in long-term practitioners. Neuroimage 61(1):181-187, 2012 22374478

Luders E, Thompson PM, Kurth F, et al: Global and regional alterations of hippocampal anatomy in long-term meditation practitioners. Hum Brain Mapp 34(12):3369-3375, 2013 22815233

Lutz A, Greischar LL, Rawlings NB, et al: Long-term meditators self-induce high-amplitude gamma synchrony during mental practice. Proc Natl Acad Sci USA 101(46):16369-16373, 2004 15534199

Lutz A, Brefczynski-Lewis J, Johnstone T, Davidson RJ: Regulation of the neural circuitry of emotion by compassion meditation: effects of meditative expertise. PLoS One 3(3):e1897, 2008 18365029

MacLean KA, Ferrer E, Aichele SR, et al: Intensive meditation training improves perceptual discrimination and sustained attention. Psychol Sci 21(6):829-839, 2010 20483826

Mason LI, Alexander CN, Travis FT, et al: Electrophysiological correlates of higher states of consciousness during sleep in long-term practitioners of the Transcendental Meditation program. Sleep 20(2):102-110, 1997 9143069

Menon V: Large-scale brain networks and psychopathology: a unifying triple network model. Trends Cogn Sci 15(10):483-506, 2011 21908230

Neff KD: Self-compassion: an alternative conceptualization of a healthy attitude toward oneself. Self Ident 2:85-101, 2003

Pickut BA, Van Hecke W, Kerckhofs E, et al: Mindfulness based intervention in Parkinson's disease leads to structural brain changes on MRI: a randomized controlled longitudinal trial. Clin Neurol Neurosurg 115(12):2419-2425, 2013 24184066

Porges S: Polyvagal Theory: Neurophysiological Foundations of Emotions, Attachment, Communication and Self-Regulation. New York, WW Norton, 2011

Posner MI, Rothbart MK, Sheese BE, Tang Y: The anterior cingulate gyrus and the mechanism of self-regulation. Cogn Affect Behav Neurosci 7(4):391–395, 2007 18189012

Rosenzweig MR, Bennett EL: Psychobiology of plasticity: effects of training and experience on brain and behavior. Behav Brain Res 78(1):57–65, 1996 8793038

Rubin J: Psychotherapy and Buddhism: Toward an Integration. New York, Springer, 1996

Selye H: Stress and disease. Science 122:625–631, 1955

Shannahoff-Khalsa DS: Selective unilateral autonomic activation: implications for psychiatry. CNS Spectr 12(8):625–634, 2007 17667891

Siegel D: Pocket Guide to Interpersonal Neurobiology: An Integrative Handbook of the Mind. New York, WW Norton, 2012

Singleton O, Hölzel BK, Vangel M, et al: Change in brainstem gray matter concentration following a mindfulness-based intervention is correlated with improvement in psychological well-being. Front Hum Neurosci 18:8–33, 2014 24600370

Sperry R: Lateral specialization in the surgically separated hemispheres, in Third Neurosciences Study Program, Vol 3. Edited by Schmitt F, Worden F. Cambridge, MA, MIT Press, 1974, pp 5–19

Tang YY, Ma Y, Fan Y, et al: Central and autonomic nervous system interaction is altered by short-term meditation. Proc Natl Acad Sci USA 106(22):8865–8870, 2009 19451642

Tang YY, Rothbart MK, Posner MI: Neural correlates of establishing, maintaining, and switching brain states. Trends Cogn Sci 16(6):330–337, 2012 22613871

Teasdale JD, Segal Z, Williams JM: How does cognitive therapy prevent depressive relapse and why should attentional control (mindfulness) training help? Behav Res Ther 33(1):25–39, 1995 7872934

Telles S, Raghavendra BR, Naveen KV, et al: Changes in autonomic variables following two meditative states described in yoga texts. J Altern Complement Med 19(1):35–42, 2013 22946453

Vago D: Mapping modalities of self-awareness in mindfulness practice: a potential mechanism for clarifying habits of mind. Ann NY Acad Sci 1307:28–42, 2014 24117699

Vestergaard-Poulsen P, Van Beek M, Skewes J, et al: Long-term meditation is associated with increased gray matter density in the brain stem. Neuroreport 20(2):170–174, 2009 19104459

Weng HY, Fox AS, Shackman AJ, et al: Compassion training alters altruism and neural responses to suffering. Psychol Sci 24(7):1171–1180, 2013 23696200

Yu X, Fumoto M, Nakatani Y, et al: Activation of the anterior prefrontal cortex and serotonergic system is associated with improvements in mood and EEG changes induced by Zen meditation practice in novices. Int J Psychophysiol 80(2):103–111, 2011 21333699

（川島一朔・髙橋　徹・熊野宏昭）

Chapter 3：マインドフルネスの実践

Kayleigh Pleas, MAPP
Cory Muscara, MAPP

> マインドフルネスは完璧な明晰さと落ち着きを与えるものである。進んで受容的となると，鏡に映し出される如く種々な事柄が現れそして消えていく。ありのままの姿のみがそこに映し出される。　　　Alan Watts, The Way of Zen

　アメリカの仏僧である Shinzen Young（2013）は，マインドフルネスの実践とマインドフルネスそのものを，わかりやすく区別している。マインドフルな気づきの実践を心のトレーニング方法としている。次に挙げる重要な注意力スキル獲得のための方法である。

● 集中力は注意の焦点化と調整の能力を必要とする。
● 鮮明な感覚を獲得すると微細な変化に気づくことができるようになる。
● 心の平静さは不快な体験やうれしい体験にとらわれず平静な感覚そのまま保つ力を必要とする。

　上記3つはマインドフルな気づきの能力を深めるスキルである。それは Chapter 1 で述べたようにマインドフルネスとは単純に瞬間瞬間の経験を，好奇心とオープンさ，そして優しく受容的な態度を持って気づくことである。身体の基礎能力を高めるために具体的で技術的なトレーニングをするように，マインドフルネスの基礎能力を高めるためには，具体的で巧みな気づきの訓練が必要となる。
　ここでは，マインドフルネスのスキルを培うための3つの瞑想法について詳しく

議論していきたい：

- 対象に注意を向ける瞑想では，現在起きている現象（呼吸，身体感覚，音）に意識を集中させることをめざす。
- 意識を1つの対象に集中させない瞑想では，瞬間瞬間に生じて変化する思考，感覚，感情に対して動じない態度を培うことをめざす。
- 慈愛の瞑想では自分と他人に思いやりと優しさを向ける態度を培うことをめざす。

　マインドフルネスの実践について触れる前に，基本的な知覚とマインドフルな気づきの区別，マインドフルネス実践の「目的」についての誤解，正式なものと非正式な実践の区別，そして正式な実践を始めるにあたっての役立つ助言[1]について述べる。

🪷 マインドフルネス実践に対する姿勢

　Bishop ら（2004）は，マインドフルネス実施上の定義として2つのポイントを強調している：①注意（集中）の自己調整と，②好奇心があり開かれた態度である。優しく受容的な態度がマインドフルネス実践の基本であるが，患者と一緒に行う場合，極端にならないことがポイントである。

　例えば自己防衛の感情パターンや，身体的苦痛，つらい現実などに直面したとき，何が生じたとしても友好的な雰囲気を維持することができれば批判的になったり圧倒されたりすることなく，そのまま気づきにとどまることができる。同じように，セラピストが患者のために安心できる空間を作ることで，患者は自分自身で困難な思考，記憶，そして体験を検証することができるのである。マインドフルネスの治療者自身も安心できる心的空間を作り，困難な体験を検証しておく必要がある。この優しい受容的な態度を持つ視点が私たち自身の精神内界を調整する器を作るのに役立つ。

　心理学者であり瞑想の指導者である Chris Germer（2009）は，この受容的な態度を母親が乳児を「無条件の愛と受容で包み込む」まなざしにたとえている。Germer は「嫌悪感を感じさせる対象に長い時間注意を維持できない。感情的に開かれているときのみ，私たちは薔薇の絶妙な美しさ，音楽の一節を自分自身で味わい，

※1　患者やクライアントを効果的にマインドフルネス実践へと導くため，治療者自身がマインドフルネスの実践を行うことが必須である。マインドフルネス瞑想において，実践者がとどまる心的空間，それは評価を下さない気づきであるのだが，概念形成には至っていないレベルにある。よって，この実践を概念のレンズを通じて理解しようとしても，それなりのところまでしか理解できないであろう。マインドフルネスを理解するためには，経験が必要である。本章は実践ガイドであるが，知識のみのガイドではなく実体験によるガイドをめざしている。つまり，たとえば登山家は自身が登った経験に基づいてのみ他者を案内できるのであり，同じように瞑想の指導においても，指導者は自分がたどった人間としての経験という内的な心的過程に基づいてのみしか他者を導くことができない。この重要性については Chapter 4 の「人に説くことは自分でも実行せよ」でさらに述べられている。

自覚することができる」と述べている（Germer 2009, p42）。

　優しく受容的な態度は，慈悲の気づきとも呼ばれる。この優しさ（慈悲）により
バランスが保たれると，物事が鮮明に見られるようになる。Bennett-Goleman（2001）
が記しているように，瞑想の指導者 Tulku Urgyen Rinpoche は，マインドフルネ
スと慈悲は鳥の双翼であり，左右２つの翼がないと飛べないとたとえている。私た
ちが自分の耐え難い体験に向き合おうとするとき，慈悲が支えとなる。マインドフ
ルネスと慈悲が深まるにつれ，気づきの心的空間を自分の中に常に感じられるよう
になり，これがあらゆる感情，不快感，そして精神的反応をやわらげてくれる。気
づきが深まるほど，意識のなかに次々と心地よいものや不快なものが浮かんでは消
えていく。

　マインドフルネスへの姿勢に関するより総合的な視点は，Jon Kabat-Zinn が述
べている。Kabat-Zinn は，著書である「Full Catastrophe Living（マインドフルネス・
ストレス低減法）」で，マインドフルネス瞑想の実践の基本となる７要素の態度を
示している。マインドフルネスのひとときとはどういったものであるか理解するた
めの枠組みとして，それぞれについて簡単に説明する。この７つの要素は初学者が
「正しく」実践できているかどうかを知るための参考になるだろう。

1. **自分で評価を下さない**：常に第３者の視点でみるようにすべきである。マイン
   ドフルネスを実践すると，心はおおよそ全てのこと，特に自分自身について評
   価を下すことにすぐ気づくだろう。それらの評価に巻き込まれず，ただ気づき
   観察することが重要である。

2. **忍耐強くある**：物事はその時々の流れに従って展開することを理解しておく
   必要がある。マインドフルネスの実践ではありがちだが，私たちは焦ってその
   過程を早めようとする傾向がある。つまりすぐに「穏やかに」または「マイン
   ドフルに」なろうとする傾向である。忍耐強くある態度は，この瞬間を押しの
   けようとしない心から生まれる。

3. **初心を忘れない**：禅の指導者である鈴木俊隆老師は「初心者の心にはたくさん
   の可能性があるが，経験者の心には失われている」と著している（Suzuki
   2010,p.1）。時間の経過とともに，私たちは自分自身に対しての気づきの技術を
   発展させ，何ができてできないか，何者であり何者でないか，と分類をしてし
   まう。この瞬間を好奇心と興味をもってあたかも初めて見たものとして受け止
   めるなら，その瞬間の意味とそれに対する私たちの反応には無限大の可能性が
   広がる。加えて，初めて子どもが滑り台を滑るように，人生の豊かさと美しさ
   の多くは私たちが何かを初めて経験したときに訪れる。初心を忘れなければ，
   そのような場所にもっと長くとどまることができる。

4. **自分を信じる**：瞑想の実践中に「正しく」瞑想をしたいと意識すると，自分

の直感を無視しがちになる。しかし，自分の直感を無視せず，自分自身と自分の感覚を信じて瞑想を続けることが重要である。感情をうまく抑えられず瞑想が難しいときは直観に従い少しの間瞑想を中断し，準備ができたら再び戻るという必要もある。

5. **むやみに努力をしない**：私たちの価値観では，物事を達成することやこなすことに重きが置かれる。もちろんそれには価値があるが，しかし何のためであろうか。何の目的もなく，人生の今の瞬間を生きているわけではない。マインドフルネス実践における私たちの努力とエネルギーは，今にとどまることに向けられる。逆説的ではあるが，目的地に辿り着くためには，むやみに努力してそこに辿り着こうとすることを止める必要がある。

6. **受け入れる**：受け入れるということは，受動的にあきらめることではない。受け入れるということは，この瞬間，物事はただありのままにあるという認識である。今の現実を完全に受け入れない限りは，この瞬間自分にとって何がベストであるか，広い視野で決断をすることができない。受け入れるということはしばしば苦痛を伴うものである。強い抵抗を感じたり拒絶していることに目を向けることになるからである。

7. **とらわれない**：物事をコントロールする欲求は人間の自然な性である。良い体験をしたとき，私たちはそれを手放さず引き伸ばし，できるだけ長く続くよう努める。そして悪い体験をしたとき，それを押しのけ，避け，できるだけ早く忘れようとする。引き寄せたり押しのけたり，いずれの場合でもいくらかの緊張を生み出す。そして最終的に，こういった体験は避けられない。マインドフルネスでは，これらにいちいち反応するのではなく，第三者の視点で観察することが重要である。そこには，解放感と安楽が生じる。

✿ よくある誤解：実践の目的 VS 実践の副産物

　マインドフルネスの利点を報告する科学的な研究が増えている昨今，自分の嫌いな部分や嫌いな状況を「治す」目的でマインドフルネスの実践を始める人が多く現れている。マインドフルネスの初心者はしばしば「マインドフルネスでストレスを減らせる」「マインドフルネスがうまくなれば全ての問題が解決する」と信じ込んでいる。

　マインドフルネスを規則正しく実践すると，しばしば日々の生活の中で不安が少なくなったり，良い気分が維持されたり，健康が改善することがあるが，それらはマインドフルネスの目的ではなく，副産物といってよいだろう。マインドフルネスの目的は，今ここでこの瞬間に起きていることに対して，より高い気づきと受容の能力を深めることである。今より良い地点に向かおうとしないというこの過程は，

私たちの文化における個人的成長に相反するような印象もある。しかしながら，この種の好奇心と優しさ（柔軟性のある受容）を持ち，そして何かを得ようとすること，嫌いなものを変えようとすることを期待せず自身に向き合うとき，単に注意をそこに払うことで体験の仕方が変わる。感情，身体的な感覚，思考，または心的イメージが浮かんでは消えていくことを客観的に観察する，つまり体験の一部に正確な注意を持ち込むことで，それらの体験との同一化が弱まる。思考，感情，または身体感覚とそれに対する反応に支配される代わりに，私たち人間の常に変化する経験に，気づきによって自由に応じることができるのである。自己理解と幸福への可能性を制限してしまう習慣的な反応から自由になれる可能性が，ここにあるのである。

　マインドフルネスは，人生のストレスや苦しみへのかかわり方に大きな変化を提供してくれる。そしてもっと大きな枠組みで言うと，人生における体験すべてに対する理解の仕方を提供してくれる。どこかに辿り着こうとしたり，目標を達成しようとしたり，また何かを変えようとしたりするのではなく，私たちは今にとどまり，心を開き，受け入れることを学ぶのである。

正式な実践 VS 非正式な実践

　マインドフルネスの正式な実践は，日々の生活の中で時間を割いて行う，構造化された気づきの実践である（例：呼吸感覚への集中，ボデイ・スキャン，慈悲の言葉を唱える）。本章の目的は，正式なマインドフルネスの紹介であるが，非正式な実践も同様に重要である。

　非正式な実践とは，マインドフルネスによる気づきを日々の生活に取り入れることをいう。それは日常のすべきことをしていく中での身体感覚，思考，感情，または周囲の環境に気づくということである。好奇心，オープンさ，そして優しく受容的な態度で今の瞬間に注意を向ければ，それはマインドフルネスの実践である。よって，マインドフルネスの実践は歩いているとき，食べているとき，何かを聞いているとき，皿を洗っているとき，またはハグをしているときなど，いつでも可能である。単に今していることに最大限の注意を払うことが，マインドフルネスの最終的な目的である。

　非正式な実践の方がやりやすいと感じるであろう。特に，マインドフルネスの初心者の場合はなおさらである。何か特別なことを「しなくてもよい」，つまり単に注意の払い方を変えればよいだけだからである。たとえばシャワーを浴びるとき，その日や前日に起きたことを考えてしまう代わりに，シャワーをしている体験に注意を向ける選択をしてもよいのである。それはお湯が肌に触れる感覚，足の裏で感じる浴室の床の感覚，呼吸に伴うお腹の感覚等である。そして心がさまよっていることに気がついたら，シャワーを浴びている体験に注意を戻す。これがマインドフ

ルネスである。

　非正式なマインドフルネスは，特にストレス，不安，抑うつ，またはイライラを感じている時に役立つ。感情的に圧倒されている瞬間に，好奇心と優しく受容的な態度でとどまり，何が起きているかに気がつくことができれば大きな苦しみを生み出すような原因となる習慣的な反応を止めることができる。それは単に反応するのではなく，今起きている体験を観察する余裕を与えてくれるからである。何かに圧倒されているときに自分に投げかけると役立つ問いは次の通りである：身体に何が起きているのだろう（胸の緊張？　指のピリピリ感？　腹部のソワソワ感？），どんな感情があるのだろう（恐怖？　困惑？　イライラ？　悲しみ？），どんな考えが起きているのだろう（将来のこと？　過去のこと？　自分自身のこと？　他人のこと？）。圧倒される中で一度立ち止まり，今起きていることと共にいるためには，好奇心と興味を持ち自分と状況を観察することが必要である。またその観察には，評価しない態度，そして何かを変えようとせずただ気づき，向き合うことが必要となる。一度マインドフルに立ち止まるだけで，その時周囲に起きていることに対して反応するのではなく，内的なリソースを活用して行動できるようになるだろう。

　非正式な実践を読んで「では自分は非正式な実践だけをやろう。そっちの方が簡単そうだ。」と思うかもしれない。しかし正式な実践は，非正式な実践に影響を与え，支えてくれるものである。つまり，非正式な実践を上手く意義のある形で実施するためには，同時に正式な実践で気づきの能力を鍛える必要がある。

正式な実践を始めるにあたって役立つ助言

1．瞑想の姿勢

　逆立ちをしてもパソコンに向かって前かがみになっても，どんな姿勢であっても，注意と気づきを訓練することはできるが，長い時間瞑想をする場合は特に姿勢によって身体のエネルギーや快適さが高まるだろう。

　瞑想を始めるにあたって，きつ過ぎないように背筋を伸ばした座位をみつける。できるだけ楽に感じられるよう，椅子に座るのであれば足は床にしっかりとつけ，床に座るのであればクッションの上で足を組むのが良いだろう。両肩と頭部，腰と両肩のバランスを保ち，背骨をまっすぐにしてリラックスさせる。できるだけ無理をしない姿勢を維持する。手を腿の上に上向きに置いても下向きに置いても，また膝の上で印を結んでもよい。そして首のうしろを伸ばすために顎をやや引き，目を閉じ，約90cm先の物体に視線をとどめ，ぼんやりと眺めるとよい。

2．開始

　ゆっくりと身体の感覚に集中し，自分がここにいることに意識を向ける。手，足，顔，肩，胸，腹，そして足に好奇心と優しさを含んだ注意を向ける。不必要に力が入っている身体の部分，特に目や顎周辺，肩周辺，腹部の奥と腰，に気がついたら，力が自然に抜けていくのを見守る。

　これから瞑想をするという決意を持つ。この決意には苦しみを和らげる，もっと愛する，恐怖からの解放を経験する，喜びを知るなどの意味が込められている。ポジティブな決意が注意を安定させ忍耐強く献身して瞑想を実践する動機となる。

3．タイマーの使用

　特に初心者におすすめしたいのが正式な瞑想の際にタイマーを使用することである。心がどこをさまよっていようと，また，心の中で何が起ころうとも，アラームが現実にひきもどしてくれるだろう。タイマーが鳴るまでは瞑想に集中する。5分間くらいからスタートするとよい。5分に慣れてきたら，10分にしてもよい。慣れたらさらに時間を延ばしていくとよい。

🪷 マインドフルネス実践の３つの方法

1．タスクに集中した瞑想（止瞑想）

　現在起きている出来事，例えば音，身体感覚，呼吸，または身体的な接触感覚をスポットライトで照らすようなイメージで注意を集中させる。対象に意識を向け集中していても多くの思考，感情，身体感覚や雑念が生じてくる。今の瞬間から意識が離れたと気づいたら，つまり何かを計画したり，抵抗したり，評価したり，または空想したりしてしまったら，ゆっくり注意を元の対象に戻す。

　最も大きな苦しみは，心が思考におぼれたときに生じる。過去のことを反芻したり，将来のことを心配したり，または厄介な感情にとらわれたりする苦しみである。感覚だけに意識を集中することで心が中立的となり，常に変化している精神状態を落ちついてみられるようになり安定感をもたらす。

　優しい態度は重要である。子どもに対して支持的に接する親のように，優しく直接的に自分と接したい。普段自分に厳しい人は，瞑想するときも厳しくなってしまうことが多い。温かく好意的な態度，そして遊び心を含んだ心のトーンを保つ。初心者が瞑想中に雑念に気づいたら微笑みを浮かべて「モンキーマインド見つけた」と言ってみることをお勧めしたい。

①一般的なタスクに集中した瞑想

　マインドフルネスを深める3種類の瞑想を紹介する。瞑想を進めるにあたり，優しく受容的なマインドフルネス的態度を実践するとよい。

音のマインドフルネス

● タイマーを3〜10分の間でセットする。
● 背筋を伸ばしリラックスした姿勢で座り，目を閉じる。
● 頭から全身をスキャンするように身体の感覚に意識をすべらせ，緊張している部分に気づいたら力をゆるめる。
● 「音を意識しよう」と自分に言い聞かせる。あらゆる音に注意を集中させる。
● 音が入ってくるままに，音の振動がどう生まれどう消え去っていくかに注意を集中させる。音を探したり，音を聞かないようにはせず，ただ音が聞こえてきて消えていくままにする。
● 音から注意がそれてマインド・ワンダリングに気がついたら，優しくそっと注意を音に戻す。
● 心は無意識のうちに音に対してどんな音かラベリングし，快か不快かを評価し，雑念が浮かぶ。瞑想を始める前にこのようなことが生じることを知っておく。音から注意が離れたことに気がついたら，優しく注意を戻す。
● 好き嫌いにかかわらず，音の変化のシンフォニーと共にいる。
● アラームが鳴ったら，瞑想をする時間が持てたことに感謝をする。

呼吸のマインドフルネス

● タイマーを3〜10分の間でセットする。
● 背筋を伸ばしリラックスした姿勢で座り，目を閉じる。
● 頭から全身をスキャンするように身体の感覚に意識をすべらせ，緊張している部分に気づいたら力をゆるめる。
● 「呼吸を意識しよう」と自分に言い聞かせる。呼吸に注意を集中させる。
● 息を吸って吐くことに伴って胸が膨らんだり縮んだりすること，肩が上下する動きに意識を集中させ，このような動きや感覚に気がつくというところから始める。腹部の動きに集中してもよい。
● やがて呼吸の1つの側面に注意をとどめる。しばしば深い呼吸を促すので，腹部の上がったり下がったりする動きに集中するとよい。
● 呼吸から離れたマインド・ワンダリングに気がついたら，そっと呼吸に注意を戻す。
● 呼吸数を心の内で数えてもよい。心の中で1，2，と10まで数える。途中で数がわからなくなってしまったら，1から再度数え直す。たとえ3まで数えるのを何度も繰り返したとしても，マインド・ワンダリングに気づき，そして数を数える

ことに戻ることが最も重要である。マインド・ワンダリング後に課題に戻ることが，課題に注意をとどめ続けるのと同じように，瞑想の重要な一部である。数を数えることでマインド・ワンダリングを気づかせてくれる。
● アラームが鳴ったら，瞑想をする時間が持てたことに感謝をする。

呼吸を瞑想対象にする際の注意点：身体に大きな外傷のある人は，呼吸の身体感覚に注意を払うことに不快を感じるかもしれない。精神的な不安を抱えていたり，身体にコンプレックスがある場合も，呼吸の瞑想は強烈すぎるかもしれない。強迫的に事をコントロールしがちな人は，呼吸への注意集中は呼吸へのこだわりを増すかもしれない。このような場合，床についた足の裏の感覚，または身体外の対象である石を握る感覚や花を見つめるなど，別の対象を見つけるとよい。

身体のマインドフルネス（ボディ・スキャン）

● タイマーを３～ 10 分の間でセットする。
● 背筋を伸ばしリラックスした姿勢で座り，目を閉じる（床に仰向けになってもよい）。
● 頭から全身をスキャンするように身体の感覚に意識をすべらせ，緊張している部分に気づいたら力をゆるめる。
● しばらく呼吸に気づいたままにして，心が落ちついて安定するのを感じたままにいる。
● 何も評価せず，足の感覚に気づくことから始める。もし感覚が感じられないようであれば，感覚がないということに気がつくことから始める。
● 気づきを身体の下部から上部に，足先，すね，ふくらはぎ，膝，腿，骨盤付近，腰，腹，胸，腕と手，肩，首，顔，頭へと移動していく。
● 身体を視覚的に確認してしまうことがあるが，それに気がついたらその部分の感覚に注意を持っていくか，あるいは触られた感じに注意を向ける。
● 身体から注意がそれてマインド・ワンダリングに気がついたら，優しく注意を身体に戻す。
● もし身体の特定部位に注意を向けることが大変不快だったり抵抗を感じるようであれば，その部位の端の方に注意を向けてみる。たとえば，骨盤付近が不快に感じる部分だとしたら，腿との境界線あたりの感覚に注意を向け，骨盤付近の感覚とその感覚を統合させる。この場合，腿は「安全な」部位であり，いつでも戻っていける部位となる。
● ボディ・スキャンの終わりには，座ったまま，または横たわったまま，身体を全体的に感じる。
● アラームが鳴ったら，瞑想をする時間が持てたことに感謝をする。

身体を瞑想対象にする際の注意点：自分の身体に対して程度の差はあれ何かの形で過敏に反応する患者も少なくない。ボディ・スキャンを患者に勧める際に，評価をしないという態度を強調することはとても重要である。またトラウマを抱える患者にとっては，ボディ・スキャンはとても強烈な体験となる；もし患者がトラウマを抱えているとわかっている場合は，目を開けいつでもやめてよいという条件にする。

②実践上のコツ：了承とラベリング

注意を維持するために役立つ方法として，了承法とラベリング法がある。

- 了承法とは，内的な体験（思考・感情・感覚）が生じたときに，それに注意を向けるプロセスである。その体験に深く入りこまず，それを認め（ああ，これか）そして注意の対象に戻る。

- ラベリングは，内的な体験に特定の名称をつけるプロセスである。例えば，思考が生じた場合，それを「思考」と名づける。退屈さが生じた場合，それを「退屈さ」と名づける。もし怒りが生じた場合，「怒り」と名づける。これをすることで，自分の体験をただそのまま見て認めることになり，その体験に関する余計な「ストーリー」あるいは心の中に物語を作らなくてすむ。

③タスクに集中した瞑想の利点と副産物

- 心身を落ちつかせる。
- 今の瞬間に心を留める。
- 感情的な苦痛を避けたり抵抗したりする傾向に打ち勝つ。
- バランスよく痛みに気づける。
- 自分の体験を吟味できる心の安定性をもたらす。

④タスクに集中した瞑想の初期に起こる問題

- 「瞑想する心を持っていない。できない」
  瞑想実践の初期に，初心者は心がいかに忙しく働き，注意が散漫であるかを学ぶ。呼吸を半分意識するだけで，明日の計画を立てたり，昨日のことを思い出したり，空想にふけったりすることから離れられる。最も多くみられる誤解が「瞑想をできない」という思い込みである。心はさまよい，また新しさや刺激を求めるように作られている。注意散漫であることは瞑想プロセスの一部である。マインド・ワンダーリングに気づくたびに，マインドフルネスのひとときが与えられている。経験を積んだ瞑想者は，完全に落ちついた心を持っているわけではない。彼らは評価をすることなく，何度でも呼吸に戻ることができるのである。

- 「瞑想は不安を悪化させる」
  リラックスや落ちつく効果があると思って瞑想を始める人が多いが，そのようなことを考えずに瞑想をすることが望ましい。数分間もただ瞑想していると，認め

たくない感情や身体的な不快感，または恐怖さえ湧き上がる。心には常に何かが浮かんでいる。瞑想の目的は，自身の向上だとか好まないものを変えようとすることではない。目的は，起こることが何であろうと，好奇心と優しさを持ってそこにとどまることである。そうすることで，瞑想はどのように心が機能するかについての洞察を与えてくれるのである。

2. オープン・モニター瞑想（洞察瞑想）

　オープン・モニター瞑想では，常に変化する身体の内部感覚，思考，そして感情を，とらわれたり押し殺したりせずに観察する。気づきを広く明るい空だとたとえるとわかりやすい。空の天気が様々に変わったとしても，空そのものは，ただ平然としており，過ぎ去る雲を留めようとしたりそれを押し離そうとしたりはしない。

　瞑想の目的は，私たちがどう体験するかを変えることではなく，体験することにどう反応するかを変えることである。実践を積むにつれて，自身の感情状態をはっきりと，好奇心を持ち，受容的な態度で感じることができる。瞑想の経験を積んだ瞑想者の脳では，ストレスに関連する部位の活動が低下している。

①チョイスレス・アウェアーネス（選択なき気づき）

● タイマーを 3 〜 10 分の間でセットする。
● 背筋を伸ばしリラックスした姿勢で座り，目を閉じる（床に仰向けになってもよい）。
● 身体に優しく注意を向け観察し，力が入っている部分の力を抜く。
● しばらく呼吸に気づいたままにして，落ちつきや安定感を得る。
● 落ちついたら，呼吸から注意が離れることを許容する。何か特定のことに集中している状態をやめる。ただ気づきに留まり，心に生じることに注意を向ける。
● 何か対象に留まろうとせず，探そうとせず，また何かを体験しようと努めることもしない。単に，受容的な態度で，生じては消えていく体験に気づく。それは車の中から窓越しに外の木や動物，標識，または空が過ぎ去っていくのを見ているのと同じである。
● アラームが鳴ったら，瞑想をする時間が持てたことに感謝をする。

②マインドフルな存在のひととき

　自分の中，または自分の外で何が起きているのか気づくために立ち止まれば，いつでもマインドフルなひとときとなる。「身体の感覚は今どうだろう？」「どう感じているだろう？」「何を考えているのだろう？」「周囲で何が起きているのだろう？」といった自問が役立つ。

　ストレスを感じたり圧倒されているとき，マインドフルな態度を取り戻すために

STOPという略語を思い出すとよいだろう。
- 立ち止まる（STOP）。
- 呼吸をする（Take a breath）。
- 心身の体験を評価なしに観察する（Observe）。
- 気づきと落ちつきを持って進む（Proceed）。

③オープン・モニター瞑想で起こる問題
- オープン・モニター瞑想は初心者にとっては難しい。特に対象に集中した瞑想を実践した後には難しいと感じるだろう。注意を留める特定の対象（音，呼吸，身体）がないと「何に集中すれば良いのだろうか？」と疑問に感じるかもしれない。そこで「今は何だろう？」と自分に問いかけるとよい。瞑想を正しくできているのか疑念を持つかもしれないし，難易度の高いこの瞑想に苛立ちを感じるかもしれない。オープンモニター瞑想では，ここで「今」が何であっても，心の状態と感情が気づきの対象になる。
- こういった説明があったとしても，初心者にとってこの瞑想は難しいかもしれない。その場合は，何か心地よく落ちつける注意の対象（音，呼吸，身体）にいつでも戻って良い。そして落ちついた後，注意の対象から離れ，どんなことが起ころうともただ気づきにとどまることができる。

④オープン・モニター瞑想の利点と副産物
- 心の機能に関する洞察（瞑想時間が長くなればなるほど，心の内的作用を学び，さらに，評価，比較，心配に心があちこち動かないようにすることを学ぶことができる）。
- 創造力が増す。
- 開放感を得て閉塞感が少なくなる。
- 日常生活での実践的応用：ただ起きていることに気がつく。
- 思考・感情・痛みよりも自分自身がより大きな存在であるという視点を持つ。

3. 慈悲の瞑想：心を啓発する

　自分や全ての生きとし生けるものに愛情をもった関係を作る能力を引き出すのが慈悲の瞑想である。タスクに集中した瞑想は心を落ちつかせ，オープン・モニター瞑想は移ろい続ける心の出来事に平静さを保って出会う手助けをする。一方，慈悲の瞑想は，全てを受け入れ，計りしれない愛をもつことの難しさに目を向ける手助けをする。この実践を仏陀は「愛の心の解放運動である」と説明している（Salzberg 2002, p1）。

　慈愛と慈悲は似て非なるものである。慈愛は，自分や他人が幸せを体験すること

を望むことである。慈愛はパーリ語で Metta と表現され，無条件の親しみや博愛を意味する。自分や他人に対する善意を培う際に，私たちはいつでも慈愛を体験することができる。

　一方，慈悲とは自分や他人が苦しみから解放されることを望むことである。瞑想の指導者である Sharon Salzberg（2002）は「世界の苦しみの本質を見たことから生じる力である」と慈悲を説明している。自分や他人の苦しみを恐怖なく見続けさせてくれる，また不正をためらうことなく明かし強く行動させてくれるものが慈悲である（Salzberg 2002, p103）。苦しみに気がついたとき，それを願望や行動として和らげたいと思うときに，私たちに慈悲が生じる。実際には，慈悲の瞑想は慈愛の瞑想の一部であると考えられる（Germer 2009）。

①慈愛の瞑想

　慈愛の瞑想は，１つの対象に集中した瞑想の一種であり，注意の対象として呼吸ではなく言葉を用いる。この瞑想の目的は，人間なら誰しも持つ幸せへの願いとつながることである。そのために，まず自分に対する善意の態度を培い，そして無限に広がる他人の輪に対する善意の態度を培う。慈愛の瞑想でよく使われる言葉は次の通りである。私が安全でありますように。私が幸せでありますように。私が健康でありますように。私が気楽に生きられますように。

　人々に対して，慈愛の心を徐々に開いていくのだが，伝統的に６つのカテゴリーで人々を分類する。それらは，①自分—自分自身の貴重な人間としての命，②恩人—私たちの心を明るくしてくれ笑顔にしてくれる，先生や精神的な指導者や子ども，③親友—気にかけ，尊重し，支えてくれていると感じる人，④中立の人—私たちの知らない人であり好きでも嫌いでもない人，⑤嫌いな人—自分たちに苦しみを作り出すので嫌いな人，⑥集団—職場，町，都道府県，そして国などの大きな人の集団。

注意：無理のないように，自分のペースで６つのカテゴリーの対象を変えていく

　慈愛の瞑想では，どうしても自己批判や自己嫌悪に陥りがちとなるので，恩人への慈愛から始めるのが心をウォーミングアップするための方法としてお勧めである。そうすることでやがて自分への慈愛をもつ余裕ができる。嫌いな人への慈愛の瞑想は，多くの感情を湧き上がらせるために，十分に心の準備ができてから取り組むのが望ましい。

● タイマーを 10 〜 20 分の間でセットする。
● 背筋を伸ばしリラックスした姿勢で座る。
● 眼を閉じ心臓付近の身体感覚に注意を向ける。
● 愛に満ちた優しい心を培う意志について考える。
● 幸せと安心を誠実に願う自分の気持ちとつながる。そしてこの望みにより，自分と宇宙の生きとし生けるものはつながるということを思い出す。

- 今この瞬間，身体の中に宿る自分の命を，親友の命のように感じる。そして生きとし生けるものの幸せを願い苦痛から解放されるのを望む。同じように，「私が幸せでありますように，私の苦しみがなくなりますように」といった趣旨のことを考える。自分への愛の温かさを身体で感じるよう努める。また胸，肩，顔，手が柔らかくなるのを感じようと努める。
- 温かな心の声のトーンで次の言葉を静かに繰り返し唱える。私が安全でありますように。私が幸せでありますように。私が健康でありますように。私が気楽に生きられますように。
- それぞれの言葉の意味を吸収する。言葉が自分に降り注いでくるままにする。
- ゆっくりと言葉の裏側にある意図を味わう。
- 言葉から注意がそれて心がさまよい始めたら，それに気づき，注意を言葉に戻す。
- しばらく自分に対する慈愛の瞑想を行ったら，信頼のおける指導者，精神的な存在，または子ども，自然に笑顔にさせてくれる人を心に思い浮かべる。この人物にその優しさで心に触れてもらい，互いに幸せを願うのをイメージする。その慈しみの言葉をその人に向け慈愛でその人を覆う。あなたが安全でありますように。あなたが幸せでありますように。あなたが健康でありますように。あなたが気楽に生きられますように。
- 次に，気にかけている，また自分を支えてくれると感じる親友を心に思い浮かべる。この人物にその優しさで心に触れてもらい，互いの幸せを願うところをイメージする。慈しみの言葉をその人に向け慈愛でその人を覆う。あなたが安全でありますように。あなたが幸せでありますように。あなたが健康でありますように。あなたが気楽に生きられますように。
- 次に，顔はイメージできるがよくは知らない中立な人を心に思い浮かべる（例えばスーパーの店員，近所の人，職場の同僚など）。その人の親切心に自分の心を触れさせ，幸せな生活への願望を共有するようイメージする。慈しみの言葉をその人に向け慈愛でその人を覆う。あなたが安全でありますように。あなたが幸せでありますように。あなたが健康でありますように。あなたが気楽に生きられますように。
- 嫌いな人を心に思い浮かべるが，それほど強く嫌っていない人から始め，トラウマ的体験に関連する人からは始めない方がよい。覚えておきたいのは，他人に苦しみを与える人はその人自身も苦しんでいるということである。この人物をイメージし慈しみの言葉をその人に向け繰り返し唱える。この際，怒りや嫌悪，避けたい気持ち，または悲しみの感情が生じるのは当然のことであるので，評価することなくそれらの感情にラベルを付ける（ああ，これは怒りだ）。もし必要なら自分に対する慈愛の瞑想を行って，楽になったらその人物のイメージに戻る。
- 慈愛への願いを自分の周囲の人の輪（友だち，家族，少ししか知らない人たち）

に広げる。この人たちの名前や顔が思い浮かぶままにし，心に浮かぶたびに慈しみの言葉を繰り返して，慈愛を提供する。

● やがて慈愛の感情を，宇宙の全ての人や生きとし生けるものに広げていく。自分の住む町，地方，島，そして地球上の人々へイメージを広げるとよい。

● 何億もの人間が自分の人生に意味を見出そうと頑張っていることを想像する。そしてあなたと同じように安心と幸せを感じようと頑張っている人もいることを想像する。そして，全ての人が安全でありますように。全ての人が幸せでありますように。全ての人が健康でありますように。全ての人が気楽に生きられますように，という言葉を優しく穏やかに繰り返し唱える。

● 時間が来たら，言葉を手放し，それまでの雰囲気にしばらくの間とどまる。

● 自分の身体に何が起きているかを優しい好奇心を持って探ってみる。

● 体験したこと，しなかったことがどんなことであっても，無条件の親しみを自分と他人に与えたいという意志の力の中にとどまる。

②慈悲の瞑想

　慈悲の瞑想は止瞑想の一種であり，言葉を用いて注意を引き留める。この実践の目的は，自分や他人の苦しみとのかかわり方を変えることである。苦しみは人生に本質的に備わっている避けることはできないものである。瞑想を通じて，私たちは苦しみを認め，それに心を開き，勇気と優しさを持ってそれに応じることを学ぶ。これにより，圧倒されたり孤立したりすることなく，自他の困難さを「制する」ことができるようになる。伝統的によく使われる言葉はおおよそ次の通りである。あなたの精神的なそして世間的な苦しみがなくなりますように。あなたが安心していられますように。自分にとって意味がある言葉に変えてもよい。

● タイマーを 10 ～ 20 分の間でセットする。

● 背筋を伸ばしリラックスした姿勢で座る。

● 眼を閉じ心臓付近の身体感覚に注意を向ける。

● 慈悲の心を培う意志を持つ。そして自分の苦しみ，そして他人の全ての苦しみを和らげたいと誠実に願う自分の気持ちに連想させる。

● 身体的または精神的にとても苦しんでいる人を心に思い浮かべる。その人の素性に関与せず，その人が置かれている状況に心を寄せる。次の言葉（または自分が選んだ言葉）を繰り返し静かに唱えることで，その人を慈悲で包み込む。あなたの苦しみがなくなりますように。あなたが安心していられますように。

● 次に，今この瞬間の自分の心と身体，すなわち，自分の貴重な人間としての命に意識を向ける。自分の中の心身の苦しみに注意を向け，その経験を思い浮かべる。

● 次の言葉（またはあなたが選んだ言葉）を繰り返し静かに唱えることで，自分自身を慈悲で包み込む。私の精神的または世間的な苦しみがなくなりますように。

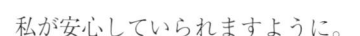

私が安心していられますように。
- 慈悲の願いを自分の周囲に広がる人の輪に向ける。それらには，恩人，親友，中立な人，嫌いな人，友だち，家族，少ししか知らない人たち，世界中の全ての人と生きとし生けるものも含む。
- 自分のペースで，感じるままに人から人へと気の向くままに意識を移動させる。言葉の意味を味わう。
- 時間がきたら，言葉を手放し，その雰囲気にしばらくの間とどまる。
- 自分の身体に何が起きているかを優しい好奇心を持って探ってみる。
- 体験したこと，しなかったことがどんなことであっても，慈悲を自分と他人に与えたいと願う気持ちに留まる。

③慈愛・慈悲の瞑想を実践するにあたって役立つ助言
- 自分自身で言葉を作る。自分にとって実感があり気持ちを高めてくれる言葉であればどんな言葉でもよい。例えば：自分をありのままに受け入れられますように。愛されていると感じられますように。自分に優しくなれますように。気軽に自分を大事にできますように。自分の言葉を決めたら，それを使い続けるとよいであろう。
- 想像力を使う。想像力は，慈愛・慈悲の感覚とつながる力強いツールである。愛する人を近くにイメージし，相手の幸せを願う気持ちが，相手に伝わるのをみるとよい。
- 優しい気持ちが反映されるトーンで心の声を唱える。親友に話すかのように自分自身に対して言葉を唱えるとよい。

④慈愛・慈悲の瞑想で起こる問題
- 「自分は冷たい無神経な人間だと感じる」。慈悲の瞑想を実践する際には，温かさや優しさを感じないことがよくあるが，それは問題ではない。幸せになる意志を強く持つことと，私たちの精神的な体験を無理やりに取り上げたり，特定の感情を強いたりすることとは別である。Salzberg（2002）の言葉を借りれば，私たちは「心の中に大きな希望の種を蒔いている」だけであり，ゆったりと構え心を開き，好奇心を持って，評価せずに観察する。
- 「私は慈愛を受ける価値がない」。自分に慈愛を向けるのは，自分を甘やかしたり自己中心的であると誤解しがちである。他人を愛する第一歩は自分を愛することである。実際は，私たち自身が幸せであり苦しみがないことで，他人のために尽くすことができる。
- 「慈悲の瞑想を実践すると，圧倒されるような罪悪感，恥，無価値感が生じる」。慈愛の瞑想は，まだ気づいていない感情的な痛みを呼び起こしてしまうことがある。Germer（2009）は，この過程を「バックドラフト（逆勾配）」と説明してい

る（p150）。酸素の薄い状態でくすぶっている火の粉が，空気に触れると大きな炎になるのと同様に，心の中でくすぶっている自己評価や自己嫌悪が愛の気づきに触れると，大きく膨れ上がるのである。困難な感情が湧き上がることを予期し，それらを押しのけようとしたり，より強い慈愛の気持ちで戦おうとしてはいけない。むしろマインドフルネスが良いであろう。評価をせずに，ただ生じていることに気づくのである。もし圧倒されるようであるなら，注意の対象を呼吸に変え，回復するまでは慈悲の瞑想から離れる。

● ｢慈悲の瞑想は意味がない，または，うわべだけのもののように思える｣。注意の対象として言葉を使うどんな瞑想でも，言葉はやがてその力を失う。この考えが浮かんだら，なぜ自分の意志により瞑想をしているのかを思い出す。

● ｢恐怖，絶望，悲しみ，または怒りを感じる｣。瞑想ではよくあることとして受け入れる。評価をせずに，何を感じているかに気づき，呼吸に注意を向ける。慈悲の瞑想に戻る準備ができるまで，呼吸に注意を留める。もし感情に圧倒されるようであれば，優しい声音で感情にラベルづけする（ああ，これは悲しみだ）。または感情を感じる身体の部分を特定し（胸，腹，喉など）感覚が変化していくのを観察する。

⑤慈愛と慈悲の瞑想の利点と副産物

● 慈悲の瞑想に対して無神経になったり共鳴し過ぎたりすることなく，難しい感情に向き合えるだけの沈着さを養う。

● 自分を含め苦しんでいる人に対して温かさを感じる能力を培う。

● 自分や他人に受容と慈悲の気持ちを持つ。

● 社会的なつながりを感じ，他人とのよい関係を持つ。

● 愛，感謝，希望，畏敬の念，そして楽しみなどのポジティブな感情を日常生活の中で増やす。

● 日々の生活の中でのマインドフルな気づきを高める。

● 人生の満足度を高める。

● 身体的な健康を高める。

今後の研究と考察のポイント

- 体力を特定のトレーニングで高めることができるように，マインドフルな気づきもそれを高める特定のトレーニングを用いることで気づきのベースを高めることができる。

- 通常マインドフルネス瞑想には次の3種類の瞑想が含まれる。タスクに集中し

た瞑想は，現在生じている現象（例えば，音，呼吸，身体感覚）に注意を向けることで，心を集中させることができる。オープン・モニター瞑想は，瞬間ごとに変化する思考，感覚，感情のカスケードに反応しない心を培うことを目的とする。慈愛と慈悲の瞑想は，自他に対して気づかいと優しい心を持つ態度を培うことを目的とする。

• 日々の実践を通じて，私たちには気づきの心的空間が備わっていることを見出す。それは常に変化する人間の体験の中で，智慧と慈悲に包まれて，反応するのではなく対応することを可能にする。

References

Bennett-Goleman T: Emotional Alchemy: How the Mind Can Heal the Heart. New York, Three Rivers Press, 2001

Bishop SR, Lau M, Shapiro S, et al: Mindfulness: a proposed operational definition. Clin Psychol Sci Pract 11(3):230–241, 2004

Germer CK: The Mindful Path to Self-Compassion: Freeing Yourself From Destructive Thoughts and Emotions. New York, Guilford, 2009

Kabat-Zinn J: Full Catastrophe Living: Using the Wisdom of Your Body and Mind to Face Stress, Pain, and Illness. New York, Delacorte, 1990

Salzberg S: Lovingkindness: The Revolutionary Art of Happiness. Boston, MA, Shambhala, 2002

Suzuki S: Zen Mind, Beginner's Mind. Boston, MA, Shambhala, 2010

Young S: What Is Mindfulness? 2013. Available at: http://www.shinzen.org/Articles/WhatIs Mindfulness_SY_Public.pdf. Accessed February 1, 2016.

（鈴木孝信）

Chapter 4：人に説くことは自分でも実行せよ

マインドフルな臨床家

Rebecca Hedrick, M.D.
Andrea Brandon, M.D.
Seema Desai, M.D.

> マインドフルな状態で実践をしている臨床家は，日々の仕事に強い好奇心を
> もってアプローチするものである。彼らはどの瞬間も，取り乱してないよう
> に見え，自分の意見を述べる前に話を聞くことができ，同時に複数のことを
> していても落ち着いていることができる。これらの資質は思いやりのあるケ
> アの前提条件とみなされる。　　　　　　　　　　Ronald M. Epstein (2003)

　臨床家は，通常，マインドフルネスを治療のツールとして考えるが，マインドフル
な臨床家になることが多くの付加的な利益を持つということを研究結果が示唆し
ている。マインドフルネスは，コンパッションな態度を育み，患者への共感を高め，
セッション中の患者に注意を払う臨床家の能力を向上させ，臨床医のバーンアウト
症候群を減らすのに役立つ（Irving ら 2009）。したがって，患者は，マインドフル
ネスの指示が患者に提供されているかどうかにかかわらず，臨床家のマインドフル
ネスから利益を得る。

　私たちが臨床家として患者にマインドフルネスを実践しようとするとき，個人的
な実践に関与することにより，マインドフルネスの質を具体化することが重要であ
る。こころという地形を操縦していくには，私たちはその地図をよく理解している

必要がある。臨床家自身がマインドフルネスを実践していなくては，マインドフルネスの原理を使って患者を導くことは困難である。この章では，臨床家のマインドフルネスに焦点を当てる。臨床家と患者の両方にとっての利益，臨床家のマインドフルネスを高める技術，また，マインドフルネスを実践するとき，皆に共通する困難や臨床家特有の障害についても述べる。

🪷 臨床家にとってのマインドフルネスの利点

1. 患者に対する心構えの修練と治療的態度

臨床家のマインドフルネスの訓練は，多くの資質を磨くことによって，治療の実効性を高めることが示されている（Davis and Hayes 2011；Germer ら 2013, Irving ら 2009）。

- 増強した注意集中―選択された経験に関する，目的のある持続的な意識の集中
- 感情的知性―自分や他人の感情を認識し，識別し，制御し，思考や行動を導き，伝えるために感情情報を使用する能力
- 社会的つながり―優しさ，受け入れ，コンパッションをもって，他者や自分自身と関係する能力（Davis and Hayes 2011）
- 共感―患者が理解されたと感じることを助ける，患者の経験に対する感情的な調和
- コンパッション―患者の苦痛を緩和したいという願望に付随して起こる，患者の苦しみへの調和
- 情動耐性―患者が強烈で難しい感情を表現するときに，圧倒されることなく氾濫されることなく存在し続ける能力
- 平静―結果と結びついていないありのままの事実の徹底的な受容とともに，情動の落ち着き

こういった臨床家自身の資質あるいは他者との交流に必要とされる資質を磨くことによって，マインドフルネスは臨床家により思いやりのある「自己」として患者とつながることを可能にする。これらの資質はまた，患者の経験のあらゆる側面に対する利用可能性と開放性，患者とともに存在する自分自身の経験に対する開放性，この経験から患者に対応する能力と定義される治療的態度を生む（McCollum and Gehart 2010, p.347）。この態度は，診断や治療の狭い枠に患者を詰め込まず，個としての複雑さを尊重した批評的好奇心を促進する。臨床家のマインドフルネスは，このような方法により臨床判断を向上させ，患者の誤解を減らし，より効果的な治癒およびケアの質および患者予後の改善へと導く可能性がある（Epstein 2003）。

2. バーンアウト症候群の予防

医療およびメンタルヘルスの現場で臨床家にバーンアウト症候群が多いことは，最近のトピックの１つである。自分の健康よりも，他人の利益のために自己犠牲が求められる医療専門職では，バーンアウト症候群は職業的なリスクである。過去の報告によればバーンアウト症候群の特性を示す感情的疲弊,仕事に対する皮肉主義,個人的な達成感の低下は，臨床家の最大60％にみられるとされている（Krasnerら 2009）。臨床家のバーンアウト症候群は，患者へのケアおよび臨床家自身の重大な健康被害につながっている（Irvingら 2009；Shapiro and Carlson 2009, p 117）。

マインドフルネスは健全な精神，情動，そして肉体を育むもので，多面的かつ複雑なバーンアウト症候群の予防と治療に理想的といえる。マインドフルネスは，仕事に行く恐怖，過度の倦怠感，感情の平板化や疲労感，未来に対する悲観論などの，バーンアウト症候群の初期症状に対する自己認識を高める。さらに，マインドフルネスをもって働くことで，コンパッションと落ちつきが促進され，さらにバーンアウト症候群をやわらげることができる。マインドフルネスプログラムへの臨床家の参加は，不安，ストレス，抑うつの発生率を低下させ，セルフコンパッション，感謝，リラクセーション，生活への満足感，ポジティブ感情を増加させることにより，バーンアウトを最小化することをいくつかの研究が示唆している（Davis and Hayes 2011；Irvingら 2009）。

 臨床家のためのマインドフルネス実践の確立

1. 臨床家のための公式な実践

臨床家のマインドフルネスは，公式および非公式の実践を通じて育まれる。通常は瞑想と呼ばれる公式の実践は，深いレベルでマインドフルネスを経験する機会であり，継続的修養的内観が，実践者に注意を集中させる訓練，精神内界の系統的観察，心の働き方の学習を可能にする（Germerら 2013, p.15）。

毎日の瞑想，訓練プログラムまたは瞑想グループへの参加，特定の瞑想リトリートへの参加，そして教師との活動によって練習を受けることができる。

①毎日の実践を確立する

マインドフルネスを実践する方法はたくさんある。目標は，自分の心を鍛錬するために定期的な練習を進めていくことである。マインドフルな運動から座位での瞑想まで，どんな練習を選んでも，献身，忍耐，そして穏やかな心と自制心が得られるだろう。以下のヒントは，Kornfield（1993, p65）を参考に作成したものである。

日常のマインドフルネス実践を確立するためのヒント

● 1 日のうちで実践する時間を決めておく。
● 1 日に数分から始め，徐々に時間を延ばす。
● 邪魔されない静かな場所を見つける。
● 自分に合った長続きする瞑想のタイプを選択する。
● 自分自身を大切にする。
● 正しいとか間違った方法というものはない。ただ実践すればよい。

②訓練プログラムをやってみる

　マインドフルネス・ストレス低減法，またはマインドフルネス認知療法の訓練プログラムに一飛びに入ることは，あなた自身の練習を始める 1 つの方法である。プログラムは通常 8 ～ 12 週間続き，マインドフルな呼吸，マインドフルな歩行，マインドフル・イーティング，正式に座って瞑想するなど，様々なスキルを教える。患者に教えるためのスキルを学ぶだけでなく，あなた自身でそれらのスキルを習得し，また練習を共にする人々を見つける。これらのプログラムは，しばしば，コース終了後に継続的なグループ練習に参加する機会を提供している。

③先生を探す

　良い先生やメンターを持つことは，一般にマインドフルネス練習を発展させるのに不可欠な要素である。先生につけば，学びが早まり，練習に関連する潜在的危険に陥らず順調に続けられるようになる。先生を探すことは，運もあるが，いくつかの有用な一般的なガイドラインはある：信頼できる人からの勧め，ウェブサイト，論文，講演会，リトリート，書籍から探し始めることができる。十分な瞑想経験，マインドフルネス実施に関して確実な理解を持ち，思いやり，コンパッション，明快な態度を持って教える先生と練習することが大切であり，定期的に会うことが実際に役立つ。

④コミュニティに参加する

　マインドフルネスを実施するためのより組織化された方法はグループ練習にある。コミュニティに参加することは，サポートを見つけ，つながりを継続し，同じ考えを持った人々と一緒に練習するための手段として役立つ。これらのコミュニティは，本来は非宗教的で精神的な集まりであるとよい。多くの大学や大企業がウェルネスプログラムを提供しているため，職場でグループを見つけることができるかもしれない。これらのプログラムには，リラクゼーションや瞑想のグループ，またはマインドフルな運動グループにかかわりを持つスタッフがいる。多くの宗教的伝統的なものもまた，瞑想，詠唱，マントラ，センタリングの祈り[訳注1]などの黙想的

訳注 1）　センタリングの祈りは（Lectio Divina などにおいて始まった）キリストとの関係を深めるための祈りの方法である（Thomas Keating による）。

な実践を精神的要素として含んでいる。例えば，ヒンズー教，仏教，ユダヤ教，イスラム教，キリスト教には，黙想的な伝統を実践するためのグループがある。

⑤リトリートに参加する

　リトリートに参加することは，自分のマインドフルネス練習を深める最も効果的な方法の１つである。リトリートには，期間，形式，および主眼点の違いなどがある。短期リトリートは，大学やコミュニティで行われ半日から２日程度のものが多い。長期リトリートは，専用のリトリートセンターで開催されることが多く，その長さは１週間，もしくは１ヵ月のものもある。上級実践者は，リトリートに数ヵ月から数年をかけて行うメリットについて検討することもあるが，ほとんどの臨床家にとって，長期リトリートは選択肢にはならない。期間にかかわらずリトリートに参加することで日常業務や習慣，あれこれ気が散ってしまう状態から解放されることになるだろう。リトリートは，通常，正式な教説的時間，討論時間，および個々の技能の練習時間から構成されている。音楽キャンプが技術スキルを磨くことを可能にするように，正式な瞑想リトリートは，持続的なマインドフルネスを実践するために必要なスキルを磨くための最適な環境として役立つ。マインドフルネスに基づくプログラムを提供するリトリートセンターを一覧にして巻末付録Ｂに掲載した。

2. 臨床家のための非公式な実践

　毎日決まった時間を練習するのとは対照的に，非公式な実践では，日常生活の活動，臨床家にとっては臨床業務に，マインドフルな認識を組み入れる。診療行為とマインドフルネス練習は同時に行うことができるものである。つまり，診療中および診察の合間に非公式な練習を行うことができる。臨床業務においては，判断せず，開放的に，思いやりを持って，意図的にその瞬間瞬間を過ごすことが大切である。自分自身の反応，身体的緊張，思考，感情と同じように患者についても認識できれば治療に役立てることができるだろう。「自分の心と身体はバランスがとれている状態か？」「患者と共にあるか」「ただ自動的に物事を受け流していないか」と自分自身に問うだけで，現在の瞬間に戻ることができる。

①診察の合間の練習場訓練（息を吸い，息を吐く）（Germer ら　2013, p.80）

　診察と診察の間に時間をとることが，患者との面会を振り返り，雑念を払い，次の面会に備えることに役立つ。この内省は，診察毎に持つ残遺感情，満足，または逆転移をより認識するのに役立つ。また，緊張が続いていることに気づき，軽い運動や呼吸によってリラックスすることもできる。診察の合間にマインドフルな時間を取ることで患者に完璧な対応ができるようになるだろう。

●**インストラクション**　診察と診察の間に2〜3分の間隔を設定します。1人になっ
て，気が散らない環境を整えます。時間の心配を避けるためにアラームを活用し
てもよいでしょう。快適な椅子に座って目を閉じます。椅子と接している身体の
部分や，床の上の足の感覚に注意を集中します。長い間座っていた場合は，この
時間でマインドフルな軽い体操をしてください。自分の意識に何が生じても，消
えてもよい状態を作ってください。自分の身体のあらゆる感覚，あらゆる緊張に
気づいてください。身体の感覚に意識を向けてください。心は晴れ渡っています
か，曇っていますか，思考でいっぱいですか，または静穏ですか？　この瞬間に
心にある感情や浮かんでくる考え，前の患者の診察から消えない思考など，どん
な小さな心の動きにも気づいてください。注意を引く音や匂い，その他の感覚は
ありますか？　静寂の中でのマインドフルネスを終えたら，意識を部屋の中の自
分に戻してください。目をゆっくりと開ける前に，数回深呼吸をしてください。

②**患者と静かに座る**

　沈黙は患者とマインドフルネスを行うにあたって大切な武器になりうる。予約時
間より前に来ているにもかかわらず，診察となるとなかなか話せない患者もいる。
診察開始に先立って30〜60秒間，患者と一緒に静かに座ってみよう。診察前に生
じた，あるいは診察時に生じる何事かを解き放させよう。会話を始める前にこのよ
うに呼吸，感覚，感情，思考，および期待への沈黙に気づくことは，患者と時空を
共有するのに役立つ。

③**マインドフルなコミュニケーションを行う**

　マインドフルなコミュニケーションとは，思いやり，コンパッション，気づきを
持って，聴き，話すことを意味する。診察で時に気づきを持って耳を傾けようとせ
ず，習慣的な直観から行動したり，間髪入れずに応答したりすることがある。開放
性，非判断性，好奇心を傾聴や会話に積極的に取り入れることは，患者が聞いても
らっていると感じることを強めることができる。

　Beckmanら（2012年）は，70名のプライマリケア医師のグループにおいてマイン
ドフルなコミュニケーショントレーニングプログラムの効果を測定した。参加者の
かなりの割合の人が，マインドフルネス・スキルを学ぶことによってより注意深く
傾聴することやより効果的に他者に応答する能力が向上したと報告した（p.816）。
彼らは，患者とのコミュニケーションの改善は，今この瞬間に存在し，好奇心と開
放性を持って傾聴した訓練を受けたことに起因すると考えた。彼らはまた，他の医
師との練習が専門職の孤立感を軽減するのに役立ったと指摘した。

●**マインドフル・リスニングの練習**：マインドフル・リスニングを効果的に練習
　するにはパートナーが必要です。友人や同僚にこの練習に参加するように依頼し

てください。あなたのパートナーをA，あなた自身をBとします。各人は2分間発言します。初めに，Aは，まる2分間，中断せず話をします。Bは，妨げることなくAをマインドフルに傾聴します。Bは傾聴し観察している間，心がどのように働いたか以下の質問を熟考します。Aが話すときにどのような感情が生じますか？　Aが話す間に，Bは何らかの方法で心が動く，または反応する衝動を感じますか？　Bの心の姿勢はどうですか？　どのような考えが起こっていますか？　Bは，アドバイスしよう，またはB自身の物語を共有しようとする衝動を感じますか？　Aが話している間，Bは仮説や判断を作っていますか？Aが話し終わったら，静かに熟考する時間を取ってください。両人は，相互作用に関する考え，および言葉にされてない知見を記録することができるでしょう。次に，役割を替えて，Bが2分間話をして，Aが傾聴します。Bが語り終えたら，熟考する時間を取り，メモに書き留めてください。最後に，AとBは，話し手と聞き手で起きたことについてお互いに経験を共有できるでしょう。

マインドフル・スピーキング実践のヒント
- 話したい衝動に気づく。
- 話す前に自分に4つの重要な質問をする：それは本当ですか？　それは優しいですか？　それは役立ちますか？　それは必要ですか？
- 責めたり，非難したりせず優しい意図をもって話す。
- トーンや体位などの非言語コミュニケーションに注意を払う。

マインドフル・リスニング実践のヒント
- 話す人に細心の注意を向ける。
- 作業中の物（携帯電話，ペン，紙など）を片付ける。
- 相手が話している間，好奇心を持ち続ける。
- 強い関心，寛大さ，判断しない態度を維持する。
- 細心の注意を向けたあなたへの話し手の反応に気づく。

④シングル・タスクの実践
　ほとんどの臨床家は，仕事をより効率的に完了するためにマルチ・タスクを重視している。マルチ・タスクとは，2つの無関係なタスクを同時に実行することである。タスクが単純であれば，問題はないかもしれない。しかし，複雑な場合，一方または両方のタスクでパフォーマンスが不十分になる可能性がある（Epstein 2003）。マルチ・タスクが脳の能力を低下させ，より迅速な処理をできなくさせることを示す神経科学的なエビデンスが増えている（Ophir ら2009）。実際，マルチ・タスクはより多くの注意力を使用するため，全体的な効率が低下する可能性がある。対照的に，シングル・タスクは，一度に1つの活動の完了に注意集中をあてる。単純に

聞こえるが，同時にいくつかのことを行うことに慣れている大部分の人にとって，難しい課題となる。シングル・タスクの実践は，日常活動にマインドフルネスをもたらす。

シングル・タスクのためのヒント
- その日のタスクに優先順位をつける。
- 完了するまで，1つ1つのタスクに集中する。
- 患者の記録を記入したり，メールを読んだり，電話をかけたりするといったそれぞれのタスクを1日の特定の時間に区別して行う。
- 毎日昼食の時間を決め，この間は電話を掛けたり，PCを見たりしない。
- 1日を通して，マルチ・タスクがしたくなる衝動（たとえば，歩行中にスマートフォンを見るような衝動）があることに気づく。

臨床家のマインドフルネスの課題と障壁

　医療現場に特有のマインドフルネス実践におけるいくつかの課題とハードルがあり，また，その他にもすべての実践者に陥りやすい様々な落とし穴がある。ここでは，これらのさまざまなハードルとその対策について説明する。共通のテーマは，一貫したマインドフルネス実践を確立・維持するためには，ハードルとなるものを勇敢に正面から直視し，そのハードルによって学ぶことがあることを認めなければならない。ハードルを乗り越える方法は，避けたり遠まわりするのではなく，真正面から取り組んでいくことである。

1．臨床家の障壁

　私たち臨床家がマインドフルネスの練習を始める時，最初にいくつかの大きなパラダイム・シフトに直面せざるをえない。第一に，他人に気を遣い注意を向けることを中心にすることから，内に目を向け，慈悲をもって自分たちを大事に思うよう転換することである。第二の大きな転換は，行動と押しつけの精神素養から，存在するだけの受容への変換である。さらに，マインドフルネスを実践するために時間をやりくりする覚悟が必要となる。まず1日2分で始め，その2分を徐々に長くして，練習が根付き花咲くようにするとよい。

①慈悲の中にあなたの「自己」を含める

　マインドフルネスは，セルフケアへの取り組みでもある。医療者は，スチュワーデスのいつもの注意を忘れてはならない（緊急時には，他の人を援助する前に，まずあなた自身の酸素マスクを着用してください）。他人に対する時と同じような情

熱をもってまず自分に慈愛を向けるのは誤りであると考える臨床家は，この自分に慈愛を向けるというメッセージを往々にして忘れている。私たちは臨床家として助力と癒やしを天職と思い，そして働けば働くほど賞賛と承認で報いられると思い医療職を選んだ。与えれば与えるほど，より多くの称賛と感謝の見返りを得る。しかし，私たちが与える熱意が高ければ高いほど，自分自身を無視する傾向が高くなる。このことを知らなければ酸素マスクを捨てて他人のためにだけ働き続け，バーンアウト症候群，疲労，喜びとバランスを失い徐々に息苦しくなり，人間関係も悪化し始める。私たちがマインドフルネスの練習をおろそかにしがちになるこの時代は，まさに，徹底的な自己受容とセルフコンパッションの実践を十分に行うべきなのである。

● セルフコンパッションの練習（Neff 2012, pp.79-92）：仕事を止めて休息をとります。最近起こった，またはすぐに起こる可能性のある，困難な何かを思い浮かべてください。まず，「これは難しい，私はもがいています」と自分自身に言うことで，この困難さを認めてください。次に，「多くの人々が厳しい状況を経験している」などと言うことにより，普遍的な体験であることをあなた自身に思い出させてください。最後に，「この瞬間私は自分自身に親切になってよい」と言い，コンパッションをあなた自身の体験にしてください。快適に感じたら，胸に手をあてます。ケアの気持ちをあなたの中に注入させましょう。セルフコンパッションを感じることが難しい場合は，同様の状況を経験している友人に「私はあなたのためにここにいる」と言っているのを想像し，そして，この言葉をあなた自身に言ってください。

② Doing から Being に切り替える

臨床家のマインドフルネス実践には，doing の生物医学的枠組みから being の静観的枠組みへの移行を必要とする。「doing モード」は，現在の状態が何であるか，何であるべきか，そしてこの矛盾を修正するために何をすべきかを決定しようとする。一方，「being モード」は，枠組みを単に存在していることに切り替え，その時点で何が起こっていてもそれを変更する必要なく受け入れることである。McCollum と Gehart（2010）は，doing モードと being モードの両方が最適なケアを提供することに不可欠であると指摘している。彼らは，マインドフルネスの練習そのものが，doing あるいは being する適切な時がいつであるかを，そしてこの知見に基づいて行動する方法が，臨床家の認識への助けとなりうることを詳細に述べている。例えば，マインドフルネスを土台に持つ臨床家は，困難な感情を表現している患者との関わりにおいて，その時点において患者にとって有益ではないかもしれない慰めの言葉を述べる衝動にかられるのではなく，黙って座ることを選ぶだろう。

2．一般的なハードル：5つの障害とその対策

マインドフルネス実践での一般的なハードルには，仏教心理学において五蓋と呼ばれる5つの障害がある：落ち着きのなさと退屈，眠気，疑念，感覚欲求，および反感である。その普遍的な対応策は，慈愛とコンパッションと苦しみから解放される願望をもって現れた障害をラベリングし，静かにマインドフルネスの実践に戻ることである。

①落ち着きのなさと退屈

よく知られたハードルである落ち着きのなさと退屈は，その人の身体と心に広がりうる。身体は，じっとしていられず歩き回りたくなったり，いてもたってもいられない，または気が立っていると感じるかもしれない。心は，計画を立てたり，やるべきことリストを作ったり，あるいは患者を心配したりするかもしれない。この状態の心は，ありのままの状態に満足できず，テレビを見るなどの気晴らしをして逃れようとする。漸進的筋弛緩法を用いる，または瞑想のために臥位を用いてまず身体を落ち着かせる，そうすると心がそれに従うだろう。これがまだ難しい場合は，歩く瞑想，ハタヨガ，太極拳などの運動瞑想を検討する。

②眠気

それに直面しよう：私たちは睡眠不足の社会に生きている。私たちの多くは，ほんの短い瞑想であっても眠くなり，目を開き心を集中し続けることが困難であると気づく。身体の重さと心の鈍さとして眠気を感じることができる。真の睡眠不足と，瞑想に対する抵抗との差異を認識しよう。瞑想の新しい段階に近づくとぼんやりしてくるといった心のトリックには驚かされる。それは躍進への抵抗として経験される。「眠ることで何を私は避けようとしているのか？」と自問しよう。安定した直立姿勢を保ち，目を大きく開いたり，顔に水をかけたり，歩行または起立の瞑想を行って活力を覚醒させよう。

③疑念

マインドフルネス練習そのもの，自分の人生やキャリア，瞑想のタイミング，自分の体と能力など，疑念は多くの事柄について生じうる。疑念は心配な疑問として表現されるかもしれない。「やっていることが正しいとどのように知ることができるか？　このことが本当にうまくいくかどうか，時間を無駄にしていないかどうかをどうやって知ることができるか？　時間が掛かりすぎて何の結果も得られなかったらどうなるか？」これらは重要な質問かもしれないが，しばしば場違いなタイミングで浮かび，マインドフルネスの練習を妨害する。本来の指示にしっかりとあなた自身を集中させることが重要である。瞑想が終わったら，信頼できる賢明な先生に

相談するか，またはマインドフルネス実践への信念を高めるために関連する書物を探すことを検討しよう。

④感覚欲求

感覚性の欲望は，放さず，欲して，引きよせて，執着するという態度である。この欲望に縛られていると，決して満足することはできない：「もしも私だけであれば，幸福で満足し，悟りに達するでしょう」今ここにいるだけでは，決して満足できない。この姿勢は，私たちが完全ではないという信念から生まれ，底なしの欲望を満たすために，外部から何かを求める。このような外部刺激に対する稚拙な欲望は，動機付け，利他主義，美と慈愛の欲求などの内部刺激の熟達した欲望とは対照的である。瞑想中に感覚欲求に直面したら，欲望の対象の非永続性，またはそれから生じる喜びの非永続性を熟考しよう。人生のはかなさと，外的な満足感のいつしか消え去る性質について思案しよう。

⑤反感

反感は，自己，他者，または瞑想の対象に対する敵意，怒り，苛立ちの態度である。これは心を閉じ，非難する態度である。それは，嫌悪すべき最近の体験がもとになる。苛立ちのような否定的情動は，しばしば強烈ではなく，潜在的に進行し，最終的に深い恐怖や激しい怒りに導く可能性がある。苛立ちを認識することは極めて重要で，そこにとどまることを許容し，それをより深く調べるか，もしくは自然に現れては消える様子を観察するよう，マインドフルに対応しよう。長く抑圧された怒りは，瞑想中に激しい怒りとして爆発するかもしれず，圧倒的で恐ろしい気持ちになるかもしれない。自分自身や他者への敵意が認められた場合，その対応策は，「普遍的な対策：慈愛」と寛容のサブセクションで述べたように，慈愛の瞑想を実践することである。未来を予想するとき恐怖を感じるものである。恐怖状態にあるとき，自分の未来に対する信念にどのような変化が起きるか注目しよう。人間は生来的に苦しみから逃れたいと思っているが，苦痛を取り除こうとしても苦痛を減らす結果にならないだろう。苦痛に抵抗しても持続する傾向がある。これらの痛みを伴う負の感情状態にいると，私たちはより完全に人生を経験することができる。

マインドフルネスのハードルに対する普遍的な対応についてのヒント

- マインドフルネスのハードルに気づく。
- 「これは退屈」「これは嫌悪」などとハードルに名前をつける。
- 初心者の心を維持する。好奇心と情熱を持って探索する。
- 身体的な感覚を観察し，十分に感じる。
- 心が硬直している，狭まっている，柔軟である，または開放的であるか？　などと心の状態を考える。
- さまざまな感覚やいま起こっている状態を観察し，それに抵抗したり反応したり

することなく，あなたを通り過ぎていくままにさせておく。
- ●障害の下にどのような知恵が隠れているのかを観る。
- ●経験の非永続性を熟考する。
- ●必要に応じて，呼吸に注意を向ける。1 から 10 まで呼吸を数える。

3. 普遍的な対策：慈愛

　慈愛の態度は，自己や他者に対する友好，親切，思いやりをもたらす，マインドフルネスの基本的な原理である。慈愛の実践は，心を開き，自分の防衛を優しく軟化させることができるので，苛立ち，怒り，および恐怖を含む正式なマインドフルネスの障壁に対する対策となる。

- ●慈愛のインストラクション：快適な姿勢を見つけてください。数回ゆっくりと深呼吸することで，心を自然な状態に落ち着かせましょう。あなたの身体，思考，感情を意識しながら，時間を取って，今どのようなものがあなたにとって正しいか認識してください。思いやりと愛の気持ちを簡単に呼び起こさせてくれる最愛の人，おそらく配偶者，家族，教師，または友人などを思い浮かべてください。その人があなたと一緒にいると想像してください。「あなたが幸せで，健康で，喜び，愛されますように。あなたが安全で，平和でありますように」などの言葉を繰り返してください。真実に思える類似の言葉を選択してもよいでしょう。思いやりと愛の気持ちが広がっていることに注目してください。次に，愛する人からあなた自身に焦点を移して，これらの言葉を繰り返してください。「私が幸せで，健康で，喜び，愛されますように。私が安全で，平和でありますように」次に，正または負の強い感情がない中性的な人を思い浮かべ，これらの言葉を繰り返してください。それから，苦手な人物を思い浮かべ，同じようにそれらの言葉を繰り返します。最後に，「私たち皆が幸せで，健康で，喜び，愛されますように。私たち皆が安全で平和でありますように」と言葉を繰り返します。瞑想の間，どのような抵抗にも気づき，できるならばそれをそのままにしておいてください。抵抗が続く場合は，気分を新たにするために愛する人と自分自身に焦点を戻してください。それらの言葉を唱える前の気分に戻してください。

 さらなる研究と内省のためのキーポイント

- マインドフルネスを実践することは，たとえマインドフルネスを患者にはっきりと教えていないとしても，臨床家（バーンアウト症候群とストレスにつながる要因の減少により）と患者（臨床家の慈悲と平静さを増すことによる患者の予後改善により）の両方に利益をもたらす貴重なツールである。

- 臨床家は，座位や運動に基づく瞑想のような公式なマインドフルネス実践を発展させることにより，また，患者とのセッション中やその合間の日常活動中にマインドフルネスを使う非公式な実践によっても，恩恵を受けるだろう。

- マインドフルネスの実践にはいくつかの普遍的な障害やハードルがある。また，臨床家に特異的にあてはまるいくつかのハードルもある。これらは様々な方法で対処することができるが，慈愛の瞑想は普遍的な対策として役立つ。

References

Beckman HB, Wendland M, Mooney C, et al: The impact of a program in mindful communication on primary care physicians. Acad Med 87(6):815–819, 2012 22534599

Davis DM, Hayes JA: What are the benefits of mindfulness? A practice review of psychotherapy-related research. Psychotherapy (Chic) 48(2):198–208, 2011 21639664

Epstein RM: Mindful practice in action, I: technical competence, evidence-based medicine, and relationship-centered care. Fam Syst Health 21(1):1–9, 2003

Germer CK, Siegel RD, Fulton PR (eds): Mindfulness and Psychotherapy, 2nd Edition. New York, Guilford, 2013

Irving JA, Dobkin PL, Park J: Cultivating mindfulness in health care professionals: a review of empirical studies of mindfulness-based stress reduction (MBSR). Complement Ther Clin Pract 15(2):61–66, 2009 19341981

Kornfield J: A Path With Heart: A Guide Through the Perils and Promises of Spiritual Life. New York, Bantam, 1993

Krasner MS, Epstein RM, Beckman H, et al: Association of an educational program in mindful communication with burnout, empathy, and attitudes among primary care physicians. JAMA 302(12):1284–1293, 2009 19773563

McCollum EE, Gehart DR: Using mindfulness meditation to teach beginning therapists therapeutic presence: a qualitative study. J Marital Fam Ther 36(3):347–360, 2010 20618581

Neff KD: The science of self-compassion, in Compassion and Wisdom in Psychotherapy. Edited by Germer CK, Siegel RD. New York, Guilford, 2012, pp 79–92

Ophir E, Nass C, Wagner AD: Cognitive control in media multitaskers. Proc Natl Acad Sci USA 106(37):15,583–15,587, 2009 19706386

Shapiro SL, Carlson LE: The Art and Science of Mindfulness: Integrating Mindfulness Into Psychology and the Helping Professions. Washington, DC, American Psychological Association, 2009

（境洋二郎）

Chapter 5：マインドフルネスの練習

セッションの内と外におけるマインドフルネスの統合

Jonathan Kaplan, Ph.D.

Doris F. Chang, Ph.D.

> もしわれわれが，いつも，今を生きるようにこころがけ，わが身に降りかかるひとしずくの露の恩恵も享受する草のように，わが身に降りかかるすべてのできごとを活用できたら，そして，過去を後悔してばかりいなければ（そうすることはしばしば義務のように言われてしまうのだが），幸せになれるであろう。われわれは，まるで，すでに春が来ているのに気づかず，まだ冬をさまよっているようなものである。
>
> ヘンリー・デイヴィッド・ソロー『ウォールデン森の生活』

この章では，患者にマインドフルネスの練習を，どのようにプランを立て，カスタマイズしていくか，その実践的なガイドラインを提示する。マインドフルネスを治療に活用するための概念的なモデルを提示する。このモデルは，精神力動的，認知行動療法的，そして統合的アプローチを含む様々な理論的枠組みに適用可能である。このモデルはセッションの内外を問わず実施できる具体的な練習法である。さらに，マインドフルネスの練習を進めていくうちにでてくるさまざまな問題点と対処法を示す。最後に，モデルと練習法をより理解するために，自験例を提示する。

マインドフルネスは，この 20 ～ 30 年で，大変ポピュラーになってきた。1981年にはタイトルに「マインドフルネス」を含む論文は 1 本も出版されていないが，

1990 年には 8 本，2000 年には 22 本，2015 年には実に 674 本の論文が出版されている（Black 2016）。マインドフルネスへの科学的な興味が大きくなってきたことは，一般メディアにおいてマインドフルネスが注目されるようになってきたことにも反映している。2015 年，Time 誌が「マインドフルネス革命」というタイトルで特集し，Oprah Winfrey（テレビ司会者），Arianna Huffington（「ハフィントンポスト」創設者），Deepak Chopra（健康医学者），Kobe Bryant（バスケットボール選手），Anderson Cooper（ジャーナリスト）らの有名人が，マインドフルネスの有効性を喧伝した。マインドフルネスが健康と人生における満足度を向上させるのに役立つかもしれないという強いエビデンスは，相当数の臨床研究と事例報告から示されてはいるが，多くの他の活動，例えば運動などもまた有効である。実際に心理療法にマインドフルネスを組み込もうとするときに，なぜ他の活動ではなくマインドフルネスを行うのか，という疑問が生じる。

🪷 マインドフルネスの「適合性」

　患者に対する治療的アプローチとしてのマインドフルネスの妥当性を検討するとき，目的，練習，そして人の 3 つの要素が重要となる（Kaplan 2014）。この 3 つの要素に注意することによってそれぞれの患者にマッチした治療アプローチのやり方で有効性を評価しながらマインドフルネスを行うことができる。

1．目的

　さまざまなマインドフルネスの練習法を検討した研究によれば，マインドフルネスには，不安の軽減，注意・集中力の向上，ストレスの軽減，身体機能の改善，疾患からの回復を促進するなどの健康増進作用があるとされている。マインドフルネスを実践することによって，よりよく存在し，今，この瞬間を生き，散漫にならず，より素晴らしい自覚と意図によって行動することが可能になるのを経験している。マインドフルネスは，以下の 5 つの点において，患者にとって臨床的に有用であると考える。
- 思考や行動の様式や体験，問題点に気づくことができる
- リラクセーションが促進される
- 心理的，情動的な経験に対する受容が養われる
- 無意識に対する内省を深めることができる
- より有用な反応を選び取る能力を伸ばすことができる

　実際の患者にマインドフルネス療法が適しているかどうかを検討するときに，これらの潜在的な有用性について検討するとよい。検討にあたっては，「この患者の

どのような点がよくなるとよいか？」を検討することが大事である。

2. 練習

　マインドフルネスは，実際の経験で瞬間瞬間に立ち起こってくるすべてに対して注意を払い味わう心の状態である。この時気づきを得るためには様々な方法がある。創造力を働かせて患者にとって最もよい方法を選びたい。これらの選択肢を整理するために，Pollack ら（2014）によって提唱された 7 つの考慮すべき点を示す。

① **集中すること，意識をオープンにすること，アクセプタンスの技法を強調すること**：患者が，繰り返し 1 つの特定の練習に集中する助けとなるであろう。あるいは患者の迷いに寄り沿うことになるであろう。あるいは同情，慈愛，または別の静観的な気持ちを養い育てることになるであろう。

② **非形式的練習か，形式的練習か，リトリートでの練習か**：患者にとって，日常生活において「外出中に」練習するか，形式的な瞑想で練習するか，瞑想のためのリトリートに参加するか，どれが有用かを検討する。

③ **注意の対象は，はっきりしたものがよいか，微妙なものがよいか**：注意の対象は，音，はっきりした身体的な感覚（例えば，地面に触れている足）のような患者にとって知覚しやすいものがよいか，あるいはよりわかりにくいもの（例えば，鼻孔と上唇の間を横切る気流）がよいか？

④ **宗教的アプローチか，現世的アプローチか**：患者の信仰心が強い場合，各自の宗教観からマインドフルネスを探究したいと思うかもしれない。マインドフルネスは，仏教だけでなく，すべての宗教の中に類似点を持っている。あるいは宗教観抜きに練習の場で現世的な視点を保ち続けることもできる。

⑤ **無難な事柄に注目するか，問題の多い領域に注目するか**：患者の経験の中の「安全な」領域に注目するか，あるいは困難な感情やスキーマなどのような，より厄介なものに注目するか？

⑥ **物語（ナラティブ）に焦点を当てるか，瞬間の経験に焦点を当てるか**：自分自身の物語について話したほうがよいと言うか，あるいは，瞬間瞬間の経験そのものについて話したほうがよいと言うか？

⑦ **相対的な真理に焦点を当てるか，絶対的な真理に焦点を当てるか**：マインドフルネスは，深いスピリチュアルな覚醒に容易に到達することができる。より深い覚醒を追求するように患者に勧めるか，あるいは，より一般的な，従来の意味での洞察を目指すように勧めるか？

　どんなマインドフルネスのアプローチが患者に適しているかを検討するために，

以下の３つのポイントを追加しよう。

① **身体的に活動的か鎮静的か**：患者はマインドフルネスを練習するときに，以下のどのようなスタイルを好むだろうか？　座って訓練する，立って訓練する，横になって訓練する，あるいは動きながら訓練する。

② **焦点を内部に向けるか外部に向けるか**：すべての経験は最終的には意識の内部で処理されるが，焦点の対象は内的な経験（例えば，身体感覚や思考）であるかもしれないし，身体の外にあるもの（例えば，音や映像）であるかもしれない。

③ **気づきは身体的なものか，心理的なものか，情動的なものか**：患者が内部の経験に注目するとき，肉体的な感覚，考え，感情のどれに注目することが望ましいであろうか？

　いかなる特定の練習も，マインドフルネスを患者に導入するときの最善のものとは言えない。あなたがどこから始めるかについて確信がもてないならば，私たちが推奨するのは，座位で行う，非宗教的な，集中を基本に，宗教的にならず，繊細過ぎず，非侵襲的な，身体的な練習，すなわち，呼吸に意識をあてたマインドフルネスから始めることを奨める。

3. 対象

　多くの人々は，マインドフルネスはすべての人に有益だろうと考えているが，ある種の患者にとって，マインドフルネスは最適ではない患者もいることを知っておくことは重要である。患者の治療目標によっては，別の治療の方がより効果的な可能性もある。

　例えば，リラックスしたい患者には，運動，ジャーナリング，あるいはバイオフィードバックの方が，より効果的であるかもしれない。さらに言えば，マインドフルネスが，患者の現在の苦悩や問題に対して，逆効果となってしまう可能性もある。

　私たちの経験では，トラウマ，精神病性障害，そして重症うつ病，では慎重な検討を必要とする。マインドフルネスの練習は身体に重きを置く傾向があるので，この練習は，とりわけトラウマの既往歴をもつ人々にとっては，困難であったり侵襲的であったりするかもしれない。幻覚を経験している患者にとって，マインドフルネス練習に特有な沈黙は，幻覚に向かう過敏性を増大させてしまうかもしれない。人々が活発な妄想や重度の抑うつ症状を呈しているときに，マインドフルネス練習（特に瞑想）を行えば妄想をより活発にしたり，抑うつ症状を増強させたりすることがあるだろう。そのような状況では，患者は，「考えを，ただ考えとして」意識することが難しくなる。代わりに，彼らは，自身の心配や恐怖に飲み込まれて，考

えを，現実の個人的な事柄と関連づけてしまい，苦悩を増強させてしまうことになる。中立的な出来事に焦点を当てて注意を維持することは，こういった精神状態では難しく，「考えを，ただの考えとして」中立的に受けとめようとしても，強く侵襲的な刺激には太刀打ちできないのである。

　したがって，こういった精神症状に苦しむ患者にマインドフルネスを導入することは慎重にすべきである。特に指導者自身がマインドフルネスの初心者である場合はなおさらである。

　マインドフルネスを導入する場合には，マントラ瞑想や，簡単な動き（例えば，地面に足をつける）に焦点を当てた身体への気づきなどといった，グラウンディング技法から指導することを勧める。こうすることで，あまりに圧倒的な経験に飲み込まれそうになってしまうときでも，「筋肉への注意を強化する」ことや，中立的な刺激を与えることに役立つであろう。

　マインドフルネスを導入することを決定したら，その有効性を評価するためのシステムの利用を検討しよう。マインドフルネスの評価スケールには，Mindful Attention Awareness Scale（Brown and Ryan，2003 年 ），Five Facet Mindfulness Questionnaire（Baer ら 2006年）などがあり，患者の様々な状況における気づきのレベルについての包括的な評価をすることができるが，他の具体的な治療目標については別のスケールが必要となる。

4. 事例

　Judy（30 歳の未婚女性）は，「気分がよくなる」ことと，不安と低いセルフエスティーム感情をいくらかでも改善したいと考え，マインドフルネスの練習に興味を持った。彼女は，「応急処置的な」解決ではなく，深い個人的な変化を引き起こすことができる何かを望んでいた。マインドフルネス瞑想では，呼吸に集中することに苦労していた。緊張のあまり，しばしば，「正しくできているかどうか」にとらわれがちとなっていた。彼女はますますイライラするようになり，練習を投げ出しそうになっていた。そこで，治療者は，マインドフルネスを音によるものに切り換えるように勧めたところ，彼女はその方が，より容易に，よりリラックスできると感じた。Judy は，毎日 10 分間，音に耳を澄ますマインドフルネスを行い，そして，"聞くこと" ができていることに気づいた。彼女は，特定の音（例えば救急車の音）で不安になってしまうような自分の精神の傾向についても気づくことができるであろう。彼女は，心配，ストレス，あるいはマインドフルネスの程度を評価する詳細なアンケートに記入することは渋っていたが，練習の記録をつけることは了承した。彼女はマインドフルネスの練習の内容，時間について記録し，その日の全般的な気分について，（^-^)，（-_-)，（-"-) などの記号で記載した。

練習の概念的な概要：SPARK モデル

　マインドフルネスには多くの練習方法がある。マインドフルに呼吸する，食べる，通勤する，入浴する，聞く，瞑想するなど，様々である。私たちは，マインドフルネスを養成することに関係しているプロセスをはっきりさせるために，マインドフルネスの5つのステージを明らかにする多理論統合的アプローチ，SPARK モデルを開発した。止まること（減速すること）（stopping, slowing down），知覚すること（perceiving），許容すること（allowing），省察すること（reflecting），覚知すること（knowing）の5つからなる*。このモデルは，それぞれの患者のニーズと能力に合わせたマインドフルネスの練習法に発展させていくためのフレームワークを培うために役立つ。患者の理解が深まれば，このモデルを患者と共有することもでき，練習法を洗練させることができる。

1．止まること（減速すること）

　マインドフルネスはいつものやり方を改めたり，スピードを落としてじっくり取り組むようなときに効果を発揮する。一般に，考えに没頭したり，なにかにひどく（例えばテレビ視聴に）熱中したり，複数の仕事の間で注意が散漫になっていたりして，様々なことをみすごしている。そして，マインドフルネスは私たちの経験を，注意深く，興味深く，優しい方法で関連づけるようにいざなうのである。そのために，今していることをいったん止めるか，あるいは意識的に遅くするよう努力する必要がある。そうすれば，今まで見過ごしてきた側面からの経験に対して気づきを得ることができる。患者との治療において，意識的に，一緒にマインドフルネス訓練（例えば，メディテーションへの導入）を行ったり，それぞれの感覚的な経験について（例えば，身体感覚に注目させる）患者に自ら観察させたり，患者が観察したものを反映させながら議論を続けたりすることができるようになるのである。

2．知覚すること

　マインドフルネスは，まず知覚することからはじまる。私たちはその時その時の経験のある側面に焦点を合わせ，その意識を維持すべく努力している。このことで，自分で見たり，感じたり，聞いたり，味わったり，匂いを感じたりするような，様々

＊読者は，困難な感情に対処するためのモデルとして，気づき（Recognize），受容（Accept），調べる（Investigate），評価しない（Nonidentify），の頭文字からなる RAIN の方がなじみ深いかもしれない。RAIN は有益であるけれども，私たちは以下の理由により SPARK モデルを採用する。①acceptance という単語に関連した受動性の言外の意味を避けることができる，②好奇心をもってさぐらせる，③評価しないことがマインドフルネス練習と無抵抗という内省の一つの効果であることを認識できる。

な経験に注意を払うことができるのである。さらに，自分の考え，感情，行動，意図を客観的に観察することができる。具体的な注目の対象は，自分の患者のために何が有益と考えるかによって異なるであろう。

何に興味を向けるかがもっとも重要である。患者は，各瞬間に生じるすべてのことに意識を向け興味をもつように促されている。例えば，患者自身が呼吸に注意を払っていれば，特定の1回の呼吸が短く，浅いことに気づくかもしれない。次の呼吸はどうですか？　それはどんな息づかいですか？　患者は，何がリアルタイムで起こっているかを探究的に発見するように促される。

3．許容すること

マインドフルネス練習において許容は重要である。実際，初心者にとって一番役に立つものだと考えられている。患者は，自分が観察するもの何に対してでも，優しく，寛容な態度をとるように促される。自分が経験していることを何でも許容することは難しいかもしれない。とりわけ，痛み，望んでいないこと，トラウマ的な記憶，あるいは負の感情の場合には。私たちはこのような不愉快な経験や嫌悪反応を感じたときのための逃げ場を用意するように患者に勧めている。そんな逃げ場があれば，不愉快な経験や嫌悪反応に直面したときに「はい」「こんにちは」「ようこそ」「OK です」などのフレーズを繰り返すことでそれらを観察することを肯定的にとらえる助けとなるであろう。この方法において，ネガティブな経験とその存在に対する拒否感を許容することができるようになる。

4．省察すること

患者がみずからの精神，人格，関係性，そして世界に洞察を発展させる手段として，マインドフルネスに興味をもっているならば，自分の経験について，意図的な省察をうながすことが必要である。省察とは，観察されるもの，経験されるものについて疑問をもつ過程である。この段階で，理論的な，または現象学的な自分の経験に焦点を当てて自由に自分に問うことができる。例えば患者が，自分の身体の中に強い感覚を受けた経験を語るならば，以下のように自分自身に問うてみることをうながしてみるとよい。「これは何だ？」「この感覚には，どんな意味があるのか？」「これが私なのか？」「どう理解したらよいのだ？」。もしあなたの患者が1つの考えにとらわれているようならば，患者へ以下のように自分自身に問うてみることをすすめるとよい。「この考えはいつからあったのか？」「この考えは誰を思い出させるのか？」「この考えこそ私そのものなのか？」このような問いは，患者に省察を促すであろう。

　また，それぞれの患者の注意力のレベルと安定性に注意することは重要である。マインドフルネスの初心者が，認知について考えると深く考えすぎてしまったり，過剰に理屈っぽく反応したりするので，推奨されない。しかし，初期の練習を通じて穏やかな状態がある程度得られたら，観察するものを省察するように指導することで，患者が各自の生活の中でマインドフルネス練習をしていくことに役立つ。マインドフルネスは，その人自身の経験への洞察，または宗教的あるいはスピリチュアルな洞察に対しても，深遠な理解をもたらす。

5. 覚知すること

　覚知することは省察した結果を表している。患者が，各自の内的な経験を省察することに基づいて，普通の会話や知的な考察では得られないような，深く，感情に影響する様々な「真理」が明らかになる。患者により大きな摂理と自由を与える深い真実についての「具現化した知」が出現する。それは，私たち大人が，もし熱いストーブに触ったら火傷するということをどうやって知るかということと似ている。私たちは，そのことが真実であることをすでに経験しているので，もはや，実際にストーブに触らなくても理解できる。このように，マインドフルネスの練習を行うことで，人生を深く変えることができる可能性がある。

6. 事例（続き）

　最近，マインドフルネス瞑想の後に，Judy は音に集中するのにかなりの苦労していたので，仕事，パートナー，夕食，マインドフルネスの練習などの予定について，考えていたことを記録した。その経験を理解するように言われて省察した結果，「私の精神はいつもオンの状態です！」と言った。省察によってそんなにまじめにとる必要がないことまで深刻にとらえすぎていたことに気がついた。ちょうどテレビを1日中つけっぱなしでいるのと同じように，すべてに注意を払う必要はないのである。テレビ番組には，特に興味深くも有意義でもないものが流れているものだ。

💠 セッションにおける練習

　セッションにおいて，私たちは，マインドフルネスの練習を，（指導つきの瞑想を通して）形式的に行うのと同様に，（感覚的な体験に時間を限ってチェックインする形で）非形式的に行うように勧める。セッションの中で患者自身の生活史，ニーズ，リソースおよび機能のアセスメントに基づく具体的な練習方法を患者に指導する貴重な機会となる。練習を通じて，患者の省察を促進し，質問に答えて，問題に

対処することができるようになる。セッションで瞑想をしながら指導しその内容を患者本人用にアレンジした形で記録して利用できるようにすれば，瞑想を家などで行うときにより有用となるであろう。

形式的な練習

　SPARK モデルを用いて，どんな種類の練習が最も役立つかを最初に検討することで，マインドフルネス瞑想を患者に指導することができる。マインドフルネスに患者を導く能力は，個人的にどのくらい練習をしてきたかという経験に大きく影響されるであろう。したがって瞑想，研修，リトリートの経験を通して自分自身のマインドフルネス練習を積み重ねていくことが大切となる。

　マインドフルネスの初心者には，音や身体的な感覚（例えば呼吸）に意識を集中するところから練習をスタートすることを勧める。一般的に言って，これらの認知は，より気づきやすく，他の認知よりも反芻しにくい傾向がある。多くの患者にとって，厄介な感情についてのマインドフルネスは，特に有益な練習となるだろう（次の脚本サンプルを参照）。しかし，それには，患者が一定の時間集中して，意図的に意識をさまざまな対象に移すことができることが必要である。これらの能力を養うには練習が必要である。患者とともに注意の対象を拡げられるよう練習するときは，目標を意識すること，そして練習の過程で生じるすべてを受容することが重要である。実のところ，ここに内在している矛盾がある。最終的に結果を少しでもよくするために患者がマインドフルネスを練習するのに対して，マインドフルネスは患者にどのような期待もしないで，あるがままの現実と経験を受け入れるように求めるのである。このように，暗黙のうちに変化することを期待しているのでただ現実を受け入れるというマインドフルネスの基本的態度と反することになる。この矛盾を，初期に避けることはできない。変化のためのどのような動機づけもなしでは，実際に練習してみようという気にはならないであろう。しかし，最初はこの意味を深く理解しなくても，患者の練習が習熟してきたとき，それが改めて問題となったときに検討することが重要である。

厄介な感情についてのマインドフルネスのための脚本サンプル

　どうぞ，リラックスして注意が払えるような快適な姿勢を見つけてください。お腹と胸が，息を吸うときに持ち上がり，息を吐くときに沈むのを感じながら，深い呼吸を何度かしてみてください。大丈夫だと感じたら，気持ちに集中しやすいように，目を閉じてください。あるいは，目を閉じずに，床の方をみていてください。

　　［休止］

　この練習では，あなたの感情に集中してもらいます。始めるにあたり，あなたに強い感情的な反応を引き起こした出来事についてできる限り具体的にディテールも含めて思い出してみて下さい。いつ起こった出来事ですか？　あなたはどこにいましたか？　あなたはその時，一人でしたか？　誰かといましたか？　何が起こったのですか？　あなたはどうしましたか？　何と言いましたか？　あなたはどう感じましたか？

　　［患者には，実際に声を出してこれらの質問に答えるように言ってもよい。この方法で始める目的は，厄介な感情を経験できるように患者に促すことである。練習を始めるときに，患者がすでにとても不快な気持ちになっていたら，出来事を想起させる手順を省略し，具体的な感情の探求に進んでよい。］

　さて，あなたの注意を，出来事を思い出している状態から，今現在あなたがどう感じているのかというところに，移していってもらえますか。あなたは今，何を感じていますか？

　　［患者が，きっかけとなる出来事の回想により，適度に強い厄介な感情を感じているかどうかを確認する。感じていなければ反応を引き起こす出来事の記憶を引き続き思い出させるか，あるいは，一般的なボディ・スキャンに切り替える。］

　では，ちょうど今，あなたはここに座っていて，（気持ちを）感じています。からだの中のどの部分で最もその気持ちを強く感じますか？

　　［患者がその感情と結びついた，強い身体的な感覚を同定したら，以下のような質問をしていく。ひとつひとつの質問ごとに小休止を入れる。患者の答えを聞きながら，あなた自身もその感情を想像できるか確認する。］

　どんな気分ですか？　どこでそれを強く感じることができますか？　強く感じるところがどこなのか指で境界を示すことができますか？　それは熱い感じですか，それとも冷たい感じですか？　それはからだの奥深くのところで感じますか，それとも皮膚の表面で感じますか？　その感じは動きますか？　それとも動きませんか？

　　［これらの質問に刺激されて，患者はその感情によって引き起こされる身体感覚に対して，より密接に注意を集中させることができるようになる。

しばしば，休息した状態で感覚を知覚する行為は，その感覚を弱めてしま
う。しかし，もし感覚が続くようであればそれを積極的に感じてみるよう
患者に言ってもよい。]

　これからあなたが今まさに経験している気持ちに対し親切で，歓迎する態度
を導入したいと思います。今，気づいている気持ちが何であれ，「はい」ある
いは「OK です」と心の中で，言ってみましょう。例えば，「はい，胸の中に
緊張を感じます」とか「はい，熱い感じです」のように，心の中で言ってみて
ください。あなた自身の観察，それにはあなた自身の反応や判断も含みますが，
それに対するはっきりとした承認を続けてみましょう。例えば，「はい，好き
ではありません」「はい，苦しいです」「はい，何か別のことを考えていました」
といったことでもよいのです。

　　[このやり方で5分くらい続ける]

　では，感覚に向けていた焦点をはずして，この部屋に注意を戻していきましょ
う。まず，部屋の音に注意を向けていきましょう。つぎに，自分の皮膚に触れ
る空気の温度に注意を向けましょう。

　そして，準備ができたら，目を開いてください。あなたの完全な存在と自覚
状態に戻ることができます。

　マインドフルネスを行っている間，しっかり注意を払うことができると考えてい
る人が多い。しかし，ご存知のように，注意力は，上がったり下がったりするもの
である。注意力が動揺しないことはとても大事な目標ではあるが，より重要なこと
は，患者が，自分の意識が変わったと気づいたときに，自分自身とどのように対話
するかということを検討することである。重要なのは，意識の避けられない彷徨に
対しても，優しさと受容の態度を拡げることである。

非形式的な練習

　形式的な指導つきの練習に加えて，非形式的な練習を通して，例えば，患者に自
分の感覚的な経験を定期的にチェックすることを促すことによって，マインドフル
ネスの習熟を早めることができる。しばしば，「精神療法」もしくは「セラピー」
は知的になったり感情的になったりするので，マインドフルネスでは，今，自分の
注意が集中していることから意識的に注意をはずし，その他の音や温度などを感じ
るのと同様に感じることができることが有益とされている。例えば，患者をマイン
ドフルネスに導入するときに，私たちはしばしば目を閉じて今いる部屋の状況，部
屋にあるもの，色，配置などについて説明してみてもらう。このことは，特にこれ

までもその部屋でセッションを行っていた場合などは，患者は馬鹿にされていると感じるかもしれない。しかし，一般に，彼らは何週間も座ってきたソファの色さえも答えられないのである。同じように，どんなことでもよいので，患者に何が聞こえているか，聞こえている音そのものと，その音が何の音かについて（例えば，ブルルル，ブルルルという音とトラックのアイドリング），あるいは，その音に意味づけられること（例えば，「それはわずらわしい音です」）について，説明してみるように促すとよい。特に，患者が強烈な感情を経験している時には，身体の中に起きている感覚についてチェックしてみるとよい。患者がセッション中に何か食べたり飲んだりしているならば，半分ふざけてではあるが，いったい何を味わっているんですか？　と話してみてもらうこともある。これらの課題のすべては，患者に，彼らの内部の，そして外部の世界の感覚認知について意識的になるように促しているのである。

　まぎらわしい言い方かもしれないが，マインドフルに「チェックイン」するための技法を紹介する。この技法では日常生活のいついかなるときでも，以下に示すGATESに注目して自らに問いかけるように，患者に指示することができる。

● ゴール（goals）：今何が重要で必要ですか？　何が必要ですか？　何を望んでいますか？　今この瞬間のゴールは何ですか？

● 行動（actions）：今，何をしていますか？　（具体的にいうと）歩いていますか？　座っていますか？　立っていますか？　何かを読んでいますか？　テレビを見ていますか？　メールを打っていますか？　何かを待っていますか？　同時にいくつかのことをしているでしょうか？　主観を交えることは容易です（例えば，「私は時間を無駄にしています」）が，できる限り客観的に，あなたが今している行動を説明して下さい。

● 思考（thoughts）：どんな考えが頭の中をよぎっていますか？　今まさに何について考えていましたか？　「別に何も考えていません」と片付けてしまいたくなる衝動を抑えてください。意識がある限り，私たちの心はいつだって何かを考えています。重要でもなく，洞察的でもないと思われるようなことかもしれませんが，それでも何か心に浮かぶことについて考えているものです。

● 感情（emotions）：どんな感情を感じていますか？　幸せですか？　悲しいですか？　怒っていますか？　退屈ですか？　人は時々自分の気持ちさえわからなくなることがあります。ですから感情をリスト化しておけば自分の感情に気づくのに役立つかもしれません。感情的な経験についてあまり具体的にしたくないのであれば，あるいは具体的にできないのであれば，何を感じているか程度で表す方法もあります。今，快適ですか？　不快ですか？　どちらでもないですか？　今の気分を，親指を立てるか，下げるか，あるいは横向きにするかで表してみてください。

●感覚（sense）：自分の五感を通してどんな情報に気づいていますか？　今，この瞬間に何を見ていますか？　何を聞いていますか？　何を味わっていますか？　どんな匂いがしていますか？　何に触れていますか？　特定の観察をより多くの認知に分離することによって，これらの知覚をより深くすることができるかもしれません。例えば，視覚についていえばその中の色，形，反射，陰影，その他の視覚的な手がかりに注目することができます。味覚であれば食べ物や飲み物の苦味，酸味，塩味，甘味，うま味といった五味だけでなく，その食感，質感も味わうことができます。

　このような経験の異なった次元でもマインドフルであるようにとする課題は，認知行動療法において一般的に用いられる行動モニタリングといくつかの共通性を有している。ひきがねとなる出来事に対する患者自身の認知的，感情的，生理学的反応を同定する手段として思考記録を用いるが，同時に患者がマインドフルネスをよりよく行うための手助けとしても利用できる。自分の気分の状態を1日を通じて追っていくことは，患者が，どのようなときに気分が変動するのか自然に気づくことの助けにもなる。しかし，患者が自身の心身の変化によりよく適合できるようになることを目標とするために，ポジティブな経験のみでなく，よりニュートラルな経験をもあつかうことによって，マインドフルネスの技法は，一般的な行動モニタリングの先を行くのである。マインドフルネスでは，気分を追跡することに加えて，批判的でなく優しいスタンスでいるように働きかけるため，患者自身の経験と解釈を客観的に観察できるように練習するための枠組みを提供する。

　より関係論的な立場をとる精神分析的な治療者は，GATES モデルと，セッションの中で転移と逆転移の反応を探求する関係論的な介入の間で，またいくつかの類似点を見出すであろう。患者自身と他者について，そのものではなく，認知されるべき対象として認知することに注意を喚起するという点において，患者がマインドフルネスな気づきを高めていくことは，これらの関係論的な治療の枠組みにも貢献するであろう。

マインドフルネス練習へのあなたの指導力を向上するために

　Chapter 4 で論じられたように，「人に説くことは自分でも実行せよ」はまさに真実であり，マインドフルネス指導者として向上する最善の方法は，専門家のスーパーヴィジョンを受けながら個人的に練習することである。それぞれ別の指導者による，多くの様々なマインドフルネスの練習や瞑想を試すことを勧める。こうすることによって，マインドフルネスの世界に様々な方法があるという多様性が実感でき，自分自身の教え方や好みにもっとも適した方法を見つけることができるであろ

う。さらに，マインドフルネスをどのように指導するかについて，建設的なフィードバックを得る方法を探すことを勧める。例えば，瞑想指導者のトレーニングコースに参加したり，マインドフルネス・ストレス低減法の講師資格を取得したり，スーパーヴィジョンのために瞑想の専門家に依頼したり，同じ考えをもった仲間のグループで互いに練習したりといったことである。様々なアプローチを試したり，指導者として自分自身の声を見つけたりしていくうちに，練習の好みやトレーニングの必要性は，変わっていってもかまわない。それはとても素晴らしいことである。実のところ，マインドフルネスを練習すると，自分が何をどのように教えるべきかということをより深く理解できるようになるであろう。プロセスを信じることだ。

✿ セッション外での練習

　セッションでの指導と練習を通して，患者をマインドフルネスに導入したら，セッション外での練習計画を立てることを患者と相談しよう。練習は形式的なものでも非形式的なものでもよく，それは，患者の取りくみ方と利用できるリソースによる。治療的目標と同様に，患者の優先事項，ニーズ，心配な事柄を検討することは，練習のために最適で実行可能な計画を立案するのに助けになるであろう。患者の治療セッション外での練習とその成果についてモニタリングを続けることが必要であり，そうすることで，患者のニーズに応じて練習計画を更新したり修正したりすることが可能になる。

1. 形式的な練習

　患者と形式的なマインドフルネス練習を構造化するために，一般的に，話し合いを始めるにあたって，以下のようなガイドラインを提示する。
① **毎日，決まった時間に練習する**：いつも同じ時間に（例えば，午前8時），または日課に合わせて（例えば，朝，犬の散歩の後に）。患者がマインドフルネスを練習する時間をあらかじめ決めておき，練習を各自の日課に含まれるようにすることは，練習をする習慣を確立するために重要な事項である。患者と話し合い，各自の日常生活の中で最適の時間を見つけよう。
② **毎日行うための練習のタイプと時間を決める**：最初はマインドフルネス呼吸やボディスキャンのような，より身体に焦点を当てた練習を行う，あるいは毎日練習できる時間は，5分，10分，15分，あるいは30分程度など。
③ **瞑想用のシナリオや教示の音声データを用意する**：患者に役立つ脚本（講師なしで瞑想を行うため），あなた自身のセッションの時の録音データ，もしくは，自由にダウンロードできるデジタル音源のリンクを提供しよう。私たちのウェ

ブサイト，www.sohocbt.comでは，音源を自由にダウンロードできる。また，瞑想研究センター（例えば，UCLA Mindful Awareness Research Center），著名な指導者ら（例えば，Sharon Salzberg，Jack Kornfield，Tara Brach）のウェブサイト上の音源も推奨する。本書の巻末付録Bに，いくつかの役立つ情報を掲載した。

④ **その他の必要な物品類を準備する**：患者のセッション外の練習のために，必要な物品があるかを検討しよう。邪魔をされずに練習できるような静かな場所があるか？　患者が座って瞑想するのを好むとしたら，坐布があるか？　音声ガイド付きの瞑想を好むとしたら，プレイヤーはあるか，MP3をダウンロードして用いるのか，ダウンロードの方法も含めて確認する必要がある。他人の迷惑とならないようにヘッドホンを用いる必要があるか，それぞれの物品の必要性についても患者と相談しよう。

⑤ **必要な対人関係のサポートを確保する**：私たちの経験では，初心者がグループでの定期的な瞑想に参加することは，とても役に立つ。地域の瞑想センターで組織されているグループを選んだり，みずからグループを組織したり（例えば，職場でのランチタイムの瞑想グループ），ネット上に存在するバーチャルなグループに参加したりする。マインドフルネスの仲間に毎日の練習について短くメールで報告すれば（例えば，「7月1日，マインドフルネス呼吸，15分」），激励を受けることもできるし，練習を続ける責任のようなものも生まれる。

⑥ **役立つテクノロジーについて検討する**：ネット上で入手可能なマインドフルネスについての広大なライブラリ以外にも，スマートフォンや他のデバイスのために作られた瞑想用のアプリ（巻末付録Bを参照）も人気がある。アプリを使うと，誘導されたかたちで瞑想を行えたり，行った瞑想の回数と時間を記録したり，ユーザーのオンラインコミュニティに参加したりすることができる。アプリには無料のものもあるが，利用登録と課金が必要なものもある。

⑦ **瞑想リトリートに参加することを検討する**：マインドフルネスがますますポピュラーになってくるにつれて，ヨガなどの他の健康活動同様にパッケージ化されることも多くなり，瞑想リトリートに参加したいと考える患者も増えている。指導者自身がリトリートに参加したことがないのでは，患者にリトリートの準備をさせることは難しい。リトリート施設には，特定の宗教色が濃厚になっているものもあるが，宗教とはまったくかかわりのないアプローチをとるリトリート施設もある。精神疾患を有する人の場合には，医療機関からの証明書や，リトリート期間中に症状が出た時の受診先などの情報が求められる場合もある。リトリートに興味のある患者に適切なアドバイスができるように，地域のいろいろな選択肢について調べておくとよい（おもなリトリート施設は巻末付録Bに記載した）。

2. 非形式的な練習

　セッション外での形式的なマインドフルネス練習に取り組むことに加えて，もしくはその代わりに，非形式的な活動を通じてマインドフルネスを実践することもできる。例えば，ペットと一緒に過ごすことが慰めとなる患者では，ペットをかわいがりながら，感覚的経験（触覚，視覚，嗅覚，そして聴覚）とペットの反応に焦点をあてつつ，夕刻の 10 分間を過ごす，という方法もある。前に述べたように，非形式的な練習は，マインドフルに食事したり，マインドフルに通勤したり，あるいは，マインドフルにメールしたり，というように拡張することが可能である。非形式的なマインドフルネス練習の内容や毎日決まった時間に行う練習以外の活動の範囲について患者と話し合おう。また前節で形式的な練習のさいに話し合った適切な時間，セッティング，期間，必要な物品やサポートについても同様に話し合うとよいだろう。

🪷 マインドフルネスの練習の障害

　患者がセッション外でマインドフルネスの練習プログラムを開始したり継続したりするときの問題点を話し合う必要がしばしばある。マインドフルネスの練習の障害となるものは，以下の 3 つに分類される。精神的な問題，状況の問題，そして，ライフスタイルの問題である。私たちの経験では，マインドフルネスの練習において生じるほとんどの難題は，精神的なものである。例えば，練習のために困難な精神状態（例えば，落ちつきのなさ，眠気）が生じていたり，練習することを忘れていたり，練習をぐずぐず引き延ばしていたりすることなどである。精神において生じる難題に対する，伝統的な仏教の「対策」がいくつかあるけれども，私たちのもっともよいと考えるアドバイスは，患者にその障害そのものに対して優しく好奇心をもつことを勧めることである。例えば，あなたの患者がマインドフルネスの練習を行うときに，眠くなったり，落ちつかなくなったりするならば，その感覚が身体のどこから生じるかを調べてみたり，その精神状態になる条件について考察してみたりすることができる。

　練習を妨げる客観的困難な状況もある。例えば，一人になれる静かな場所がなければ，職場での瞑想は難しいであろう。そのような場合，場所を変更する（もしくは時間を変更する）などして練習するか，あるいは柔軟に，練習を状況に合わせるかで対応する。練習の様子について簡単にイメージしてもらうことが必要になるであろう。例えば，地下鉄の車内で瞑想することは，自宅で瞑想するのとはだいぶ違ってくる。そして，経験そのものにかかわらず，練習しようという意図の上でやりぬくことは，受容，優しさ，率直さ，そして好奇心などが含まれるマインドフルネス

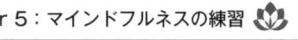

における重要な態度を洗練するのに役立つであろう。

　また，ライフスタイルによっては，定期的な練習を習慣として維持することが難しいかもしれない。仏教では，自身もしくは他人を傷つけないという倫理的行動の大切さがかなり強調されている。その教えには，薬物とアルコールを控えること，正直に親切に人とかかわること，特定の職業を避けることが含まれている。これらの教えの根拠は，薬物とアルコール，嘘をつくこと，他人を批判すること，そして特定の職業に就くことが，本質的に間違っているとか邪悪であるからということではない。仏教では，これらのことを，健全な精神を涵養する妨げとなるものとしているのである。例えば，嘘をつくことは，その嘘がばれるのではという不安と反芻を引き起こす。同様に，夜にアルコールを飲んだり薬を使ったりすると，しばしば翌日，注意力が散漫になったり，意識の明晰さに欠けることになる。患者が経験している，これらの問題行動とマインドフルネス練習における難題との間に関連があるかもしれないということに，疑問を感じるかもしれない。患者に，各自の行動と，その後のマインドフルネスの練習との間に関連があるかどうか気づくように促すことができる。その行動を良いか悪いか判断することが目的ではなくて，むしろ，マインドフルネスを涵養することとの関連を認識し，それに応じて未来の行動と予想を調整することが目的である。

事例（続き）

　Judy は定期的に瞑想をしていて，練習のおかげで気分が軽くなるのを感じていた。しかし，仕事が忙しくなって練習をやめてしまい，なかなか再開できずにいた。彼女はいつも時間がないから，たとえ数分だけ瞑想ができたとしてもそれは練習にカウントすることができるようなものではないと考えていた。ある日その考えがまちがっていたことに気づき（そして，彼女の日誌にも気分が改善したことが記録されていて），1日に数分の瞑想を再開し，そして間もなく，練習も再開することができた。

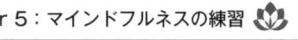 マインドフルネスの有効性を再考する

　患者が定期的にマインドフルネスを練習し，いろいろな技法を使うようになったら，「どの練習があなたの言っていた目的を達成するのに役立ちましたか？」と尋ねてみるとよい。

　結局のところ，マインドフルネスが有効かどうかというエビデンスは，患者の経験そのものにかかっている。「プディングの味は食べてみなければわからない（論より証拠の意）」ということわざのように，患者がマインドフルネスをやってみな

ければ効果があるかどうかはわからないのである。あなたは観察と分析を通じて，患者が練習の恩恵を実現することを援助できる。そして，患者に練習を続けたり，必要な時にはいつでも再開したりできるように，定期的な案内と激励を提供することができるのである。

🪷 さらなる学習と省察のためのキーポイント

- マインドフルネスを心理療法に組み込むことの妥当性を評価するために，マインドフルネスに導入しようとした目的，使用する予定の技法，そして，患者の個人的特徴，という3つの要素の適合性を検討することが重要である。

- マインドフルネスの練習の概念的なモデルとして，SPARKモデルは5つのプロセスからなる：止まること（減速すること），知覚すること，許容すること，省察すること，覚知すること。

- マインドフルネスはセッション内でもセッション外でも練習することが可能であり，形式的（例えば，瞑想）にも非形式的（例えば，マインドフルネス・イーティング）にも実践することが可能である。

- マインドフルネスの練習では様々な障害が生じてくるであろう。それらに対しては辛抱強く，これまで示したようなやり方で対処しよう。

References

Baer RA, Smith GT, Hopkins J, et al: Using self-report assessment methods to explore facets of mindfulness. Assessment 13(1):27–45, 2006 16443717

Black D: Mindfulness journal publications by year: 1980–2015. Pasadena, CA, American Mindfulness Research Association, 2016. Available at: https://goamra.org/wpcontent/uploads/2014/05/trends_AMRA_2016.png. Accessed July 13, 2016.

Brown KW, Ryan RM: The benefits of being present: mindfulness and its role in psychological well-being. J Pers Soc Psychol 84(4):822–848, 2003 12703651

Kaplan J: When mindfulness training doesn't work. Advances in Cognitive Therapy Newsletter 15(1):4, 2014

Pollack SM, Pedulla T, Siegel RD: Sitting Together: Essential Skills for Mindfulness-Based Psychotherapy. New York, Guilford, 2014

（山中　学）

Chapter 6：精神疾患の治療法としての マインドフルネス

Sarah Zoogman, Ph.D.

Elizabeth Foskolos, M.A.

Eleni Vousoura, Ph.D.

> 病気の症状ないし苦痛そしてそれらに対する思いは，私たちの身体や心に関する重要で有益な情報を届けてくれるメッセンジャーと捉えることができるだろう。症状が現れたときの真のチャレンジは，それらに耳を傾けその声を聴き心まで届けることができるか，つまり内的体験との完全なつながりを作ることができるかである。 Jon Kabat-Zinn, Full Catastrophe Living

　マインドフルネスの実践は，長い間ほぼ健康な生活をしている人の健康増進のために役立つものとしてみなされてきた。近年，精神疾患に苦しめられている患者に対する治療法としても注目されるようになった。

　通常，臨床へのマインドフルネスの応用は一般にマインドフルネスに基づく介入（mindfulness-based intervention：MBI）と呼ばれる。MBIとは仏教やその他の宗教的，スピリチュアルな修行を基盤としたマインドフルネス原則に沿った治療を指す包括的用語である。今ここでの体験に判断を加えることなく，受容的な姿勢で注意をコントロールすることに焦点を当てたものである。

　MBIはスピリチュアルな修行から派生しているものの，宗教色はなく，マニュアルに従った心理療法である。MBIの人気は瞬く間に高まり，過去十年の間に，幅広い患者層における様々な精神疾患を対象としたマインドフルネス訓練の導入が

急増した。

　うつ病や不安症，疼痛性障害などを含む主要な精神疾患に対する MBI の有効性が多数の臨床データから明らかにされている。さらに，トラウマ関連疾患や注意欠如・多動性障害（attention-deficit / hyperactivity disorder：ADHD），重度精神障害，摂食障害，嗜癖行動などに対する治療法として有望であることを示唆する実証研究も蓄積している。一方，マインドフルネスの具体的作用機序は未だ解明されていない。個別の患者のニーズに合わせた治療を行い，生態学的妥当性を高め，治療効果を最適なものにするためには，臨床家がこれらの治療的変容のメカニズムを確実に理解することが必須である。

　この章の主な目的は，マインドフルネスを精神疾患に適応する際の理論と実証に裏付けされた知識を具体的で理解しやすいものとしてまとめることである。もっと細かく言えば，この章が目指しているものは，特定の精神疾患に対するマインドフルネスを基とした治療法の核となる原則および戦略を読者に伝えることと，それぞれの精神疾患への効果を検証した有効な臨床試験結果を再考すること，そして，患者が持つ独自の課題と治療の必要性に沿って個別化したケアが提供できるように，マインドフルネスの効果機序を深く理解する必要性を提唱することである。

特定の疾患を対象としたマインドフルネスに基づく介入

　過去数十年にわたり，多様な患者層が持つ様々な精神疾患に対する MBI の適応が急増してきた。

　精神保健領域へのマインドフルネス導入の徹底したレビューを始める前に，マインドフルネスを中核構造とした心理社会的介入であるマインドフルネス・ストレス低減法（mindfulness-based stress reduction：MBSR）やマインドフルネス認知療法（mindfulness-based cognitive therapy：MBCT）と，マインドフルネスを他の治療戦略とともに使う弁証法的行動療法（dialectical behavior therapy：DBT），アクセプタンス・コミットメント・セラピー（acceptance commitment therapy：ACT）とを区別しなければならない。

　DBT や ACT など部分的にマインドフルネスを織り込んだものと，純粋なマインドフルネスとでは形式や骨組みだけでなく，マインドフルネス技法の定義自体が本質的に異なる。そのため，この章ではマインドフルネスに基づく心理療法だけに焦点を当てて紹介する。

　この章で取り上げるマインドフルネスによる介入を**表 1** に示す。そして次の項においては，マインドフルネスを基にした治療の様々な精神疾患への適応について取り上げることとする。

表 1 マインドフルネスを基にした介入の特徴

名前	開発者（年）	形式	治療の目標と技法	対象疾患
マインドフルネス・ストレス低減法（MBSR）	Kabat-Zinn（1990）	2.5〜3時間の集団療法を毎週行う8週間の集中プログラム。	身体的，精神的不調と関係する長期にわたるストレスを軽減することを目的とする。 技法：①ハタヨガ，②座る瞑想，③ボディ・スキャン（身体中に順々に意識を向けていく持続的マインドフルネス訓練）	不安，抑うつ（慢性），身体的不調
マインドフルネス認知療法（MBCT）	Segal ら（2002）	丸1日のセッションと，毎週2〜3時間の集団療法を8週間行う。	脱中心化的意識を身につけることで反芻思考を断ち切り，うつ病の再発予防を目的とする。 技法：① MBSR の技法（例，瞑想，呼吸練習とストレッチ），②認知行動的技法（例，思考と感情の関連付け：うつ病の本質と再発予防に関する心理教育），③比喩と詩の活用	反復性うつ病，双極性障害，不安，慢性疲労
マインドフルネスを基にした再発予防（MBRP）	Bowen ら（2011）	毎週2時間の集団療法を8週間行うプログラム。	対処技術と自己効力感の不足を特定し修正することを目的とする。 技法：①生活バランスに注目する，②再発防止の技法（運動，読書，イメージを伴う瞑想）	物質使用障害，うつ病，摂食障害，統合失調症，双極性障害，勃起障害
マインドフルネスに基づく気づきの食事トレーニング（MB-EAT）	Kristeller and Hallett（1999）	毎週10回にわたる主要なセッションの後，2ヵ月間の継続セッションを行う。	食べる体験に対するマインドフルな注意と気づきを得ること，感情制御能力の向上，そして食べ物との関係を変えることを目的とする。 技法：①情動を伴う摂食行動の可視化，②呼吸への意識付け，③ボディ・スキャン練習，④ヒーリングセルフタッチ，⑤椅子ヨガ	過食性障害，強迫的過食，体重の管理困難，Ⅱ型糖尿病，神経性過食症
パーソンベースド認知療法	Chadwick（2006）	90分の集団療法を8〜12週間行う。	精神病の伝統的認知行動療法とマインドフルネス実践を統合したもの。幻聴への受容を高め，柔軟な自己感覚の構成を援助することを目的とする。 技法：① 10分間のマインドフル公式練習，②気づきを導く働きかけを用いたグループディスカッションの中で，幻聴，自己と他者に関する否定的で不適応な信念（スキーマ），幻聴との関係，のそれぞれを認識し修正することに焦点を当てたもの。	精神病性障害（例，統合失調症，統合失調感情障害）

1. うつ病と希死念慮

うつ病は有病率が高く，生活を著しく障害するものである。悲嘆や興味の喪失，自己評価の低下，不相応な罪悪感，摂食と睡眠の両方またはいずれかの問題，過度の疲労感，注意力の欠如などを特徴とする。慢性かつ反復性であり，他の疾患の併存率も高く，自殺行動や自傷による死亡率も高いことから，公衆衛生が優先的に取り扱うべき重要課題である（American Psychiatric Association 2013）。

現象面ではうつ病に最も特徴的なものは自己や世界，未来について考えた際の系統的な認知の否定的な偏りである（認知のトライアングル）（Beckら 1979）。この否定的思考があまりに浸透しきっているために，落ち込んだ気分と不適切な行動により自己破壊的な負のスパイラルが引き起こされ，それがさらに否定的認知に拍車をかける。マインドフルネスは，この残酷できわめて危機的な認知スタイルを制御し，うつ病のサイクルを打破するのに非常に有望である。マインドフルネス実践の中では，自分の考えや感情に対してより意識的であるよう教えられると同時に，これらの内的体験と距離をとることで「脱中心化」を図り，内的体験を事実というよりむしろ「頭の中で起こっているあるイベント」と認識するよう教えられる（Teasdaleら 2000）。この脱中心化効果は否定的見方を和らげ，歪んだ認知がさらにエスカレートし負のスパイラルに陥っていくことを防止する。

うつ病に関して最も懸念すべきことは次第に遷延化していく傾向であろう。抗うつ薬服用の継続が再発防止の第一選択ではあるものの，大半のうつ病患者にとって長期的に抗うつ薬を飲み続けることは困難である。当然だが，再発率は約50～80％にも及んでいる（American Psychiatric Association 2013）。重症うつ病に対する認知療法の要素と，集中的なマインドフルネス瞑想を統合させた MBCT（Segalら 2002）は，反復性うつ病の既往をもつ患者のために開発された。認知行動療法のようにある特定の認知に対して挑戦したり変化させたりするのではなく，MBCT はむしろうつ的な思考や感情と効果的にかかわる方法を教えることに重きを置いている。まず，症状が出現しそうなときの否定的思考と感情への気づきを養う。次に不快な考えや感情，身体感覚を正確な事実の反映ではなく，一過性の意識の産物と捉えられるよう訓練する。

マインドフルネス認知療法が反復性うつ病の予防に有効であることを示す膨大な量の臨床試験とメタ分析が集積されている（例を挙げると Khouryら 2013；Piet and Hougaard 2011）。マインドフルネス認知療法が，自殺の危険性の高い反復性うつ病に非常に有効であることも報告されている（Barnhoferら 2015）。興味深いことだが，MBCT は1，2度のうつ病エピソードしか経験していない患者にはあまり効果がない。再発の危険性の極度に高い患者に有効とみられている。MBCT は通常の薬物治療やプラセボと比べると再発の危険を43％減少させることがわかっ

た（Piet and Hougaard 2011）。MBCT の治療効果を最大限に享受できたのは，早期発症と，幼少期の虐待や逆境の体験といった要因を持つグループであった（Williams ら 2014）。

プライマリ・ケアの現場で MBCT が，激しい抑うつと不安を呈する患者，難治性うつ病の患者，肉体的な病気を持つ患者に有効であるというエビデンスが多数集まっている（Piet ら 2012；V ellestad ら 2012）。予備的な研究によれば，MBCT が周産期のうつ病にも有用であることが示されている（MBCT-PD；Dimidjian ら 2016）。うつ病の治療に効果的とされるもう 1 つの介入法は MBSR であり，特に身体疾患を持つ患者にみられるストレスと情動症状の治療法として有望視されている（Gotink ら 2015）。しかしながら，いくつもの方法論的な欠陥，コントロールグループの不在や，サンプルが少なすぎることなどの研究上の欠点により研究の堅牢性が損なわれており，さらなる研究が必要とされている。

うつ病の予防にマインドフルネス訓練が有効であるということが脳画像研究によって支持されている。マインドフルネスの実践の長期的効果は，コントロールグループに比較してマインドフルネス訓練を実施している被験者の脳に変化が現れることで，注意の処理を司る大脳領域と皮質下の構造が厚くなる傾向があることがわかった（Chiesa and Serretti 2010）。MBI がうつ病症状を軽減させるメカニズムについては完全に解明されていないものの，推定機構には，うつ病症状の再発防止に重要な役割を持つメタ認知や感情調整技術を身につけることと，反芻思考する認知の流れを理解し未然に防ぐ能力が含まれる。

2.　不安症

不安とは自分を脅かす可能性のある環境に対する自然な反応であり，落ちつきのなさ，集中力の低下，筋緊張を伴う不快な不安と心配の念によって特徴づけられる。一方，不安症はというと，脅威と認識される対象に対して湧き上がる大げさで不釣り合いなほどの反応である。不安症の患者は著しい苦悩，身体的興奮，恐怖を経験し，過剰なまでの回避行動をとる。結果としてそれら全てが彼らの生活の妨げになる（American Psychiatric Association 2013）。

マインドフルネスの実践の理論的原則は，不安の本質と際立って対照的である。不安の特徴が未来思考の感情状態であるのとは対照的に，マインドフルネスは今，目の前にある体験に関心を向ける。不安は自分を脅かすかもしれない環境から逃げさるよう囁くが，マインドフルネスはオープンで受容的な態度で自分の体験に注意を向けることを応援する。さらにマインドフルネスの実践で用いられる心と体のつながりを重視したテクニックを通して参加者は，不安の身体症状を上手に制御し，より客観的で距離を置いた姿勢で不快な体験に注意を向けることを学ぶ。

　Kabat-Zinn（1990）の MBSR は最も認知度が高く科学的裏づけのあるストレス対処のマインドフルネスプログラムであり，治療者が使いやすいよういくつかのエクササイズとテーマが包含されている。MBSR で患者はオープンで評価判断のない心持ちを身につけることにより，不安を喚起する考えと感情をマインドフルに観察すること，不快な内的体験に関心を向けることを推奨される。不安症治療の「黄金律」である認知行動療法（cognitive behavioral therapy：CBT）は，治療の中核的戦略の 1 つとして，不安刺激に対してイメージ上のまたは現実のエクスポージャーを用いる。一方，MBSR は行動上のエクスポージャーは行わない。しかしながら MBSR は不安症によくみられる体験的回避に対し，オープンで評価なく内面を観察する力を向上させることで，代わりに直接的でないエクスポージャーを提供しているといえよう。さらに，MBSR は不安とストレスへのよりホリスティックな理解を促進させる。心理教育をしたり，認知内容の再評価や修正をしたりするのではなく，不安症状をより幅広い視点で捉え，自分の注意を今に集中させることと，オープンで受容的に今ここの体験にかかわることに焦点を置く。

　臨床試験とメタ分析は，マインドフルネスの不安症への有効性を示唆している。しかしながらマインドフルネスと他の治療法やコントロールグループを比較したランダム化比較研究の存在は少数である。総合すると，不安症にはとりわけ，MBSR，MBCT といった MBI が中等度に有効で，その効果は長期にわたって持続する（de Vibe ら 2012；Hofmann ら 2010；Strauss ら 2014）。治療後に自分でMBSR を継続していく重要性を強調することが，患者が治療効果を確固たるものにしていく鍵となるであろう。しかしそうはいっても，マインドフルネスを基にした介入はすべてのタイプの不安症に同じように有効というわけではなく，特に混合状態で不均一な臨床像をもつものほど有効であるという興味深い報告がある（Vøllestad ら 2012）。

3. 心的外傷後ストレス障害

　心的外傷後ストレス障害（post-traumatic stress disorder：PTSD）と他のトラウマ関連の症状は，トラウマに関連する記憶を呼び起こすものの回避，不安の高まり，情動的興奮，体験の回避である（American Psychiatric Association 2013）。マインドフルネス訓練が育むものは，気づきとオープンな心と評価しない姿勢で現在経験していることを受け入れる能力である。つまり，この訓練はトラウマに関連した思考または感情への間接的な認知情動的エクスポージャーになりうるため治療的に非常に有用と考えられる。

　MBI は PTSD への介入法として有望視されている。予備的調査では，有意にPTSD と抑うつ症状，体験の回避が減少し，感情制御の促進が見られた（Vujanovic

ら 2016）。しかしながら，既存の PTSD 治療とマインドフルネスを統合させた治療に有効性があるかについては調査をさらに続けていく必要がある。マインドフルネスを基にした治療によって，トラウマの再体験や感情が溢れ出す危険があるという懸念が聞かれるため, PTSD にマインドフルネスを基にした治療が有効であるか，またいかなる禁忌が存在するかを見極めるためのランダム化比較研究のエビデンスが必要である。

　マインドフルネスを基にした介入が PTSD 患者の症状を軽減するメカニズムは未だ科学的に検証されていない。考えうるメカニズムの１つは，マインドフルネスが PTSD 症状を長引かせる要因となる回避行動を除去することである。マインドフルネスの実践は参加者につらいトラウマを含む体験に対して，オープンで好奇心を持つ姿勢を作り出すよう推奨する（Brown ら 2007）。さらに，評価しない姿勢を保ちつつ不快な思考や感情とかかわる力を獲得することは過剰警戒や感情麻痺を和らげることに役立つ。そして反芻思考の軽減が，トラウマに関する信念と現在抱えている PTSD 症状の関係を緩和すると報告されている（Bennett and Wells 2010）。

4. 注意欠如・多動性障害

　ADHD は，不注意，多動性，衝動性などの継続的にみられる発達上の問題に特徴づけられ，日常生活の主要な機能が著しく阻害される（American Psychiatric Association 2013）。ADHD をもつものは，細かいことに気がつくことができず，任務や活動を整理することが著しく困難で，気が散りやすく，目の前のことに注意を維持することが困難である。そして話しすぎ，またはそわそわすることがあり，反応を抑制することが著しく困難である。

　マインドフルネスは，注意の神経認知的欠如とそれに伴う抑制と衝動の問題，そして ADHD の典型的二次症状であるストレス，不安，うつ病に同時に作用する。ADHD をもつ患者に役に立つであろうマインドフルネスの中核要素は注意の自己制御であり，これにより患者は受容的で評価判断のない姿勢で今に注意を向けることができる。参加者はまずはじめに呼吸に注意を集めるよう指示される。これは注意力と集中力を維持する力を高める技術である。そして徐々にその注意の焦点を広げて，すべての体験された思考，感情，感覚をモニタリングするよう促される。このテクニックにより，１つひとつの感情をマインドフルに処理した状態に留まることができるようになり回避や解離，感情の嵐に巻き込まれたりせずに自分の感情とつきあうことができる。付け加えて，呼吸や体の感覚などの中立的な刺激に意識を移すことでつらい感情から距離を置くことができる。

　マインドフルネス訓練は子どもに焦点を当てた治療として，ADHD をもつ児童

思春期の子どもにも適応され成果を上げてきた（Zoogman ら 2015）。MBI に関する予備的研究では，注意欠如，多動で衝動的な行動，行動が抑制できないことなどの ADHD 症状の減少とともに社会的適応が改善され，二次的な内的外的症状である不安，抑うつ，反抗挑戦的行動が改善された（Mitchell ら 2015）。研究結果からは同様に成人の ADHD 患者を対象にしたマインドフルネスプログラムも有望とされており，注意欠如の減少，多動，衝動性の減少，感情制御の向上，不安抑うつ症状の改善が介入前後を比較して有意な改善が見られ，3ヵ月の予後調査でもその効果が持続されていたことが報告されている（Mitchell ら 2015）。

　マインドフルネスが ADHD 患者にもたらす顕著に有益な効果は，注意のコントロールと感情制御能力の向上である。マインドフルネスは患者が複数の相反する情報に曝された時に生じる注意力を減少させる。脳画像研究では，マインドフルネス瞑想が ADHD で機能が損なわれることの多い注意を司る前帯状回皮質などに神経可逆性の変化を生じさせることを確認した（Hölzel ら 2011）。

5. 摂食障害

　摂食障害は著しく乱れた食行動パターンに特徴づけられ，強迫的摂食もしくは食事制限を含む。摂食障害は極めて深刻な疾患群の1つに分類され，著しい苦痛と機能の障害を伴い，高い確率で不安症，気分症状，物質乱用，身体的障害などと併存するため QOL を低下させる。マインドフルネスの訓練は幅広い摂食の問題に対処するために適用されてきた。マインドフルネスが摂食障害の治療に選ばれる理由は，マインドフルネスが自己受容と認知的柔軟さ，慈悲と寛容の心を開発しつつ，患者が感情の制御を学ぶことを効果的に手助けし，感情と身体感覚，内的体験への気づきを強力に促進する効果を持つためである（Baer ら 2005；Kristeller and Hallett 1999）。

　様々な摂食行動の問題，特に過食障害に取り組むためにマインドフルネスに基づく気づきの食事トレーニング（mindfulness-based eating awareness training：MB-EAT, Kristeller and Hallett 1999）が開発された。MB-EAT の目指すところは，内的体験と食の好みに対して評価を伴わない気づきと受容の心を培うことである。伝統的なマインドフルネスと MBSR の中の瞑想（呼吸法や座る瞑想など）に食行動異常に焦点をあてた技法（情動と身体的空腹感の差，マインドフルネス・イーティングなど）を報告している。もともと摂食障害の治療法として開発されたため，Ⅱ型糖尿病から減量が困難な人まで食と関連した幅広い問題に応用されている。

　実証研究の結果，MBI は特に強迫的な過食や気晴らし過食などの非定型の摂食障害に効果を示している（Katterman ら 2014；Masuda and Hill 2013）。Kristeller らによって行われた3つに割り付けられたランダム化比較試験から過食行動の減少が

証明された。中間報告からは，気を紛らわすための摂食と過食エピソードの減少とボディイメージの改善に有用である可能性が示唆された（Katterman ら 2014 のレビューを参照）。これらの研究はサンプル数が少ないためさらなる研究が必要であり，また比較試験と追跡調査が待ち望まれるところだ。神経性やせ症と過食症に関する有効なデータは不足しているが，マインドフルネスの訓練の要素を含んだ，DBT や ACT には期待が集まっている（Katterman ら 2014）。

6. 物質関連障害と嗜癖性障害

　物質関連障害は過度で長期にわたる処方薬の使用や治療目的以外の薬物，毒物などの使用パターンに特徴づけられている。それらの使用により著しい機能低下を招いているにもかかわらず，使用が継続される。依存障害は活動および行動のパターンがコントロール不能となった状態である（American Psychiatric Association 2013）。物質関連障害は高い死亡率と関連しているため早急に再発予防に焦点を当てた治療が必要とされる。

　マインドフルネスの理論的原則が依存症治療に対してもつ有用性は計りしれない。マインドフルネスが前提としているものは主に自分の注意を意図的かつ受容的に今現在の体験に切り替えることである。これは物質使用障害の患者にみられる認知的情動的状態とは際立って対照的である。薬物を乱用している者は大半の時間を体験の回避に費やし，完全に意識的であることによって生じる苦悩や痛みをブロックするために自動操縦状態にあると特徴づけられる。この逃避的傾向は再発や渇望を起こさせるような不快な感覚から距離をとることに役立ってはいるが，驚くほど高い再発率を踏まえると長期的に実用性が高い対処法とはいえない。マインドフルネスはこの耐え難いほど苦痛な精神状態に向き合うための代替案を提供する。参加者は渇望を抑圧したり反応したりするのではなく，瞑想の癒しの効果に乗じて，「渇望のサーフィン」で乗り越えることを学ぶ。

　MBI の物質関連障害に対する臨床的有用性を示唆するエビデンスが集積されている。厳密にいうと，マインドフルネス訓練はアルコール，コカイン，アンフェタミン，マリファナ，タバコ，オピオイドなどの依存物質の大幅な使用量減少と関係している（Chiesa ら 2014；Zgierska ら 2009）。現在のところ研究で最も支持されている治療法はマインドフルネスに基づく再発予防である（mindfulness-based relapse prevention：MBRP，Bowen ら 2011）。これは再発予防の枠組みに MBSR と MBCT を組み込んだマインドフルネスを基にした治療の継続ケアパッケージである。MBRP は参加者が「危険信号」や再発に至る初期徴候を認識する力を鍛え，薬物使用に関連する感情と渇望に気づく力を養い，それによって患者が徐々にもっと適応的に反応できるよう援助する。

7. 精神病性障害

統合失調症スペクトラム障害は幻覚，妄想，認知行動の無秩序，やる気の減退，認知機能低下，対人機能の障害に特徴づけられる深刻な精神病である（American Psychiatric Association 2013）。抗精神病薬は統合失調症の幻覚妄想を軽減させるが，陰性症状や服薬遵守，QOL 全般を改善させることにはあまり効果がない。統合失調症をもつ人々の健康的，社会的側面を向上させるには，服薬とともに社会心理学的介入が非常に重要である。特にマインドフルネスは瞑想によって内的刺激への耐性を養い，精神病症状の感覚的体験を正常化することで心理的健やかさを促進させることができる重要な治療手段である。

初期の研究で精神病症状をもつ患者に治療効果が得られなかったことから，深刻な症状をもつ者へのマインドフルネスの治療的有用性と安全性が懸念されている。これらの懸念に耳を傾ける価値はあるが，初期の研究ではマインドフルネス訓練は精神病症状の治療向けに行われておらず，また指導やマニュアル化もされていなかった（Chadwick 2014）。しかしながら，標準的な瞑想は精神病の文脈の中で起こる内的刺激に反応する患者にはつらすぎる体験だと考えられる。それゆえ精神病性障害の患者に瞑想を適応する場合は治療をわかりやすく，安全で，耐えられるものに工夫して提供する必要がある。

そのようなマインドフルネス治療の 1 つがパーソンベースド認知療法（person-based cognitive therapy：PBCT，Chadwick 2006）である。PBCT は精神病性障害への伝統的な認知療法とマインドフルネス，アクセプタンスを基にした実践を統合した治療法であり，幻聴からくる苦痛を軽減することを目的としている。PBCT の中で使われるマインドフルネスの実践は多くの点で改変され，短縮化，構造化されたものになっている（Chadwick 2006；**表 1**）。

マインドフルネスのメタアナリシスでは，マインドフルネスを基にした介入が統合失調症の陰性症状を緩和することに中等の効果が実証され，薬物療法に付加するものとして効果的であることが示唆されている（Khoury ら 2013）。しかしながら，これらの知見はランダム化比較試験で用いられた患者群のサンプル数が少ないために限定的である。

🪷 マインドフルネスを基にした治療の個別化に向けて

様々な精神疾患患者への MBI の有効性を実証する研究が続々と報告されている。その一方で効果機序についてはあまり知られていない。精神疾患への MBI の効果を調査する研究が増加しているのにもかかわらずマインドフルネスの訓練による変容のメカニズムに関する研究はほとんど見当たらない。言い換えれば，メカニズム

を明らかにする実証試験が，有効性の臨床試験に追いついていないということかもしれない。

　同様に，治療の交互作用を探る研究が不足している。すなわち，他の治療法と比べてマインドフルネスがどのような層の患者に特に効果的か，そしてそれに関連してどのような環境下であればマインドフルネスの効果を発揮できないか，そればかりか他の治療法と比べて害となりうるかを明らかにする研究が驚くほど不足している。中間報告では，反復性うつ病患者ではMBIの効果に影響を与えるのは，今までどれくらいのうつ病症状のエピソードを経験したか，患者の性格特質，うつ病のベースラインの深刻度，不安感度のレベルなどの臨床特徴がMBIの効果に影響することが報告された（de Vibeら 2015）。MBIの有効性は，治療期間，自宅学習を行うかなどとマインドフルネスの熟達度など治療者の資質が影響するとされたが，これらの要因に関する実証研究では相反するデータも示されている（Khouryら2013）。

　マインドフルネスは幅広い患者層に有望な治療法だが，決して何でも治せる万能薬ではない。むしろ異なる問題領域を対象とした複雑で多面的な治療技法である。したがって患者には，自分が抱える具体的な課題や独特の困りごとに焦点を当てたマインドフル戦略が役立つ可能性が高い。例えば，ADHDなどの注意の欠如と関連した障害はマインドフルネス訓練の注意力を養う側面を必要とする。一方，うつ病や摂食障害のように過剰な罪悪感を伴う障害には受容とセルフ・コンパッションに焦点を当てた治療がより効果的であろう。

　この章では理論上の，もしくはすでに実証された心理メカニズムを簡潔に示し，治療結果に影響すると思われるクライテリアについて説明する。マインドフルネスの作用機序とマインドフルネスを構成する要素のうち具体的にどれに治療効果があるのかを理解することは，問題解決アプローチをうまく活用し治療効果を得るためにきわめて重要である。

1．治療的変容の要素

　マインドフルネスを基にした介入が自己制御力を向上させる要因は3つあるとされてきた。①注意力の向上，②効果的な感情制御，③洞察力に富んだ自己認識である（Holzelら 2011；Tangら 2015）。どのようなプロセスによってMBIが身体的，心理的変容をもたらすのかについていくつもの理論上のモデルおよびメカニズムが提案されてきた（**表2**）。これらの理論モデルはそれぞれ仮定された変化のメカニズムを持つ。さらにこれら3つの要素の根底に流れる具体的なプロセスについて検証する。

表2 治療的変容の要素

要素	説明	技法	対象疾患	対応する脳領域
注意のコントロール	多面的な注意の過程．①注意喚起，②方向付け，③行動抑制．	ヨガ，調息，注意集中瞑想．	注意欠如／多動性障害，うつ病性障害	右前頭葉，頭頂葉皮質，視床，前帯状回皮質，上丘，前頭前野皮質，大脳基底核（Malinowski 2013；Tang ら 2015）
感情調整（再評価とアクセプタンス）	オープンで好奇心を持った姿勢と受容的な態度で感情面を変容させる．	ヨガ，座る瞑想，ボディ・スキャン．	ストレスと痛みに関連した症状	背外側前頭前野皮質（Tang ら 2015）
感情調整（エクスポージャー）	体験の回避を克服するために不快な刺激と向き合う．	呼吸訓練，アクセプタンスを基にした技法，脱中心化，評価しない気づき．	抑うつ性障害，不安症，強迫性障害，物質使用障害	前頭前野腹内側部，海馬，扁桃体（内側／上前頭前野部），前帯状回皮質（Tang ら 2015）
自己認識とメタ認知	否定的な思考と感情を自分自身と認識するのではなく，精神的な出来事として体験する心構え．	ヨガ，瞑想，ボディ・スキャン．	反復性抑うつ障害／うつ病症状の再発	右吻外側 の前頭前野皮質／対側前頭前野皮質，視覚皮質
自己認識（セルフ・コンパッション）	自己の苦悩に共感し理解と思いやりをもって自分に対処しようと願う過程．	脱フュージョン，価値の所有，慈悲の心でありのままを見たいと願うこと，価値判断なしに今にいること．	抑うつの再発，摂食，不安，双極性障害，物質使用（例，禁煙）	島皮質，扁桃体，側頭頭頂接合部，右後部上側頭溝（共感に関与する回路）（Lutz ら 2008）
自己認識（価値観の明確化）	目標，意味，人生の目的などの自分の価値観に気づき，その価値に沿った選択と決断をする．	マインドフルネス，瞑想，自宅での訓練．	うつ病性障害，自殺念慮，不安	脳の領域に関する公表されたデータはなし

①注意の制御

　マインドフルネスの訓練は患者が注意力をコントロールする能力を向上させ，有益な効果を得られることがよく知られている．注意制御は予想以上に複雑なメカニズムであり，神経生物学的に様々な注意の別個のサブシステムが関与している．サブシステムには，①注意喚起，もしくは幅広い潜在的な刺激に対して，用心深く気づきやすい状態を維持する力；②方向付け，もしくは，今この瞬間に起こっている事柄に注意を向けその注意を維持する能力；③行動抑制，もしくは相容れない刺激や気が散りやすい作業中にその優先順位をつける能力，注意が右往左往したとしてもそれを切り替える能力がある（Anderson ら 2007；Jha ら 2007）．注意コントロールのメカニズムは，特にうつ病や ADHD，その他の様々な疾患の治療に重要な役

割を果たし（Chambersら 2008），認知感情的過程では反芻思考を防止する作用があることがわかっている。いくつもの神経心理学的課題を用いた実証研究によって，マインドフルネスは注意制御力の向上に効果があることが示されている（Jhaら 2007）。

②感情制御

　いつどんな感情が湧きあがり，どれくらい持続し，どのように体験され伝えられたかをコントロールする手立てを学ぶことによって感情のコントロールが上達する。感情を制御するしくみは複雑で多角的であり，様々な感情1つひとつに焦点をあわせるための調整メカニズムである。そのうち最も支持されている2つのエビデンスは，①再評価とアクセプタンス，②エクスポージャーである。

　アクセプタンスとは感情制御のメカニズムであり，とらわれのない好奇心に満ちた受容的態度で特定の体験に対する感情面の再評価を行うことを指す。仏教の慈愛に由来しており，嫌悪感と関連する精神状態の発生を緩やかに防ぐことに使われてきた。マインドフルネスを実施するときは基本的に，思考，感覚，感情の内容にかかわらず良しあしの判断なしに今現在の体験に意識を向けることが推奨される。さらに，意識が彷徨い始めたときには，自分の意識が注意散漫になっていることを「観察」し，感情に対して否定的なラベルを貼ったり，判断をくだしたりすることなく意識をそっと今に連れ戻すよう教示される。

　したがってアクセプタンスは基幹的な感情制御技術になり，さらに嫌悪感が生じるような心の状態から患者を守る強力なメカニズムである。

　マインドフルネス実践の最中に生じるとされるもう1つのプロセスは，エクスポージャーである。受容的で評価しない姿勢を保ちつつ意図的に体験に注意を向けていると，行動療法に組み込まれている伝統的なエクスポージャー要素に相当する脱感作の効果を得ることができる。マインドフルネスの参加者は，つらい身体感覚や思考，感情を避けたり抑圧したりするのではなくそのままにしておき，それらが過ぎ行く一過性の心的出来事であると気づくことが推奨される。これだけでも馴化と苦痛の軽減がもたらされる。つまり，マインドフルネスの瞑想訓練は，直接のエクスポージャーではなく，むしろ間接的な「ただ観る」方法で嫌悪刺激と対峙するプロセスを円滑にする。さらに，マインドフルネスの実践は体験の回避の減少とともに，行動の活性化と機能状態の向上をもたらすことが証明されている（Kearneyら 2012）。

③自己認識

　仏教哲学によると，自己を固定した存在とみなすことは著しい苦悩を呼び起こす。マインドフルネスの実践は自己を固定的存在とみなすことからの切り離しを促し，同時に体験の質を自己認識の中に織り込むとされている。

　自己認識の重要な要素はメタ認識であり，自分の思考と感情を再認識し，距離を置き，それらを事実の正確な反映としてではなく過ぎ去る心の中の一過性のイベントに過ぎないととらえる能力と定義される（Teasdale 1999）。メタ意識の向上はいくつもの精神疾患の診断横断的リスク要因である反復的否定的認知である反芻思考の軽減につながると仮定されてきた（Ehring and Watkins 2008）。予備的証拠は，MBI はメタ認知の増加と反芻思考の減少に関連していると示唆している（Bishopら 2004）。メタ認知的気づきの増加または脱中心化は同様にうつ病の再発率低下などのより良い治療結果をもたらす（Frescoら 2007；Teasdaleら 2002）。

　自己認識のもう 1 つの重要な側面はセルフ・コンパッションであり，以下の 3 つの主要な構成要素を含む（Neff 2003）。①自分への思いやり：自分の短所や弱さを厳しく批判するのではなく，優しく受容的であること，②共通の人間愛：患者を疎外された別の人間と認識するのではなく，人間愛的態度で受け入れる姿勢，③マインドフルネス：過剰に同一化するのではなくバランスを保ち距離を置いた姿勢で痛みや苦悩の思考や感情とかかわる能力。セルフ・コンパッションはアクセプタンスと深く関連している。

　マインドフルネスの実践中に起こるもう 1 つのメカニズムは価値の明確化である（Shapiroら 2006）。今ここでの体験に好奇心を持っていかなる評価もなしに意識を向けていると，自分の価値を探究し明確化することができる。その結果として自分の核となる価値観と行動を調和させることができるようになる。予備的な研究から，価値観の明確化がマインドフルネス訓練と心理的苦痛の軽減との関係に部分的に関与していることが示されている（Carmodyら 2009）。

2. 問題の明確化アプローチ

症例

　Jenna はパートで店員をしている。両親と同居する 23 歳の独身女性である。昨年大学を卒業し，安定した仕事に就こうと悪戦苦闘している。Jenna は経済状況が悪化するにつれてますます心配になり，就職面接に向かう直前でパニック発作を起こすようになった。発作に先立って，しばしば「この面接を失敗するんだわ」「私は役立たず」というような考えが頭に浮かび，著しい身体の緊張を感じたとのことである。発作が起きると呼吸が浅くなり，鼓動が速まることから，今にも死にそうに感じるとのことである。このような発作をこの 3 ヵ月のうちに 3 回経験しており，現在，次の発作がいつ起きるかという恐れから就職面接を避けている。

　Jenna のパニック発作は，現在彼女が危険だとみなす状況を回避することで起こ

らずにすんでいる（例，就職面接に行くこと）。彼女には構造化されたマインドフルネス・プログラムが必要である。一連の不快な体験を「そのままにしておく」ことで，自分の思考，感情，身体感覚を認識し許容することを学ぶことができる。彼女は徐々に，それらの思考，感情，身体感覚と自分を同一視するのをやめ，このエクスポージャーを通して実際の危険レベルを再評価することができるようになった。彼女はいずれ，一定の不安レベルは生まれつきの身体的，心理的特徴として受け入れるようになり，そして，不安は自分を取り巻く世界に関する彼女の個人的体験の一部に過ぎないと理解するだろう。

3．変容の主要メカニズムと治療計画

　Jennaのケースでは，マインドフルネスの主要メカニズムであるメタ認知的気づき，エクスポージャー，アクセプタンスによって治療に成果がもたらされたと考えられる。それ故，治療計画は次の通り作成されるだろう：

① **治療への同意**：セッション中に，治療者がJennaにマインドフルネスの概念を紹介する。評価や判断をせずに，体験と共にいる能力を高めることでパニック症状が減少するという理論的解釈に同意する。

② **日常の練習**：Jennaは日常でマインドフルネスの練習を開始する。まずセッション中に，治療者と短い呼吸の瞑想とボディ・スキャンを練習する。その後，毎日自宅でこれらの技法を練習し始める。同様に自分が1日を通して価値判断なしに様々なことに気づいたり，歯磨きなどの日常の作業をマインドフルに行ったりと，形式ばらずにマインドフルネスを日常生活に取り入れ始める。

③ **パニック発作中のマインドフルネス実践**：マインドフルネスの個人練習が板についてきたところで，ようやく不安が惹起される状況下での実践を開始する。はじめにパニック発作をもたらした体験を思い出してセッション中に治療者と一緒に練習する。次に，パニック発作を体験している間にマインドフルネスを用いる。具体的には，意図して継続的に，自分の意識を体験という名のアンカーに結びつけるということである。そのアンカーとは呼吸の質（例，速いか遅いか，浅いか深いか），身体感覚（肩に力が入っているか），思考（今にも死にそうだ），感情（恐怖）である。そして次のセッションでこのパニック発作の体験を整理する。Jennaは，パニック発作が起きそうな時，この探求によって何が起こっているかを見きわめ，パニック発作中の習慣的思考，感情，身体感覚を認識し，パニックが起きてもそれを乗り越えることができるという自信を持つことができる。そのうちに同じような場面に遭遇しても好奇心を持って体験に臨み，それが人生を揺るがすような恐怖ではなく単にパニック発作を体験しているに過ぎないと自分で思えるようになるであろう。

結論と今後の目標

　総じて，検証結果から様々な精神疾患をもつ患者に MBI は良い効果を示した。例を挙げると MBSR と MBCT は全体的な心理的苦痛を軽減し有意にうつ病と不安症を改善させている。しかしながら，心理学的および神経生物学的効果を理解するためにさらなる研究が必要とされる。さらにどのようなタイプの患者に有効で，どのような過程を経て精神疾患を軽減するのかを知るために観察効果を考慮した研究が必要である（Dimidjian and Segal 2015）。今まで，MBI の臨床的有用性を証明できるような科学的裏づけのある質の高い研究（ランダム化比較研究）が不足してきた。近年の文献にみられるマインドフルネスの訓練による幅広い恩恵は少なくともいくつもの疾病の枠を超えた横断診断的効果によるものであるという説明がつくだろう。さらに，マインドフルネスはその特性により，慢性的で反復性の精神疾患に効果的であると予測される。また従来の症状に的を絞った治療法と比べて，クライエント中心主義のおかげでより広く受け入れられる可能性を秘めている。

　MBI の有効性に関する論文は，急速に増加しているが，さらに重大な問題に取り組む必要がある。マインドフルネスは一見単純に見えることから技法が誤解され，過度に簡易化され，無差別に適応される危険があるからである。そこで MBSR と MBCT の開発者たちは，十分な理論を身につけた熟練したインストラクターによってマインドフルネスが広められることが不可欠であると強調している。メタ分析の中で観察される治療結果の不均一さは臨床経験と訓練に起因すると想定されている。それゆえ，今後の研究では，マインドフルネス訓練の順守率を最適化することに焦点を当てる必要がある。

　最後に治療効果を減衰させる，あるいは有害となる可能性のある具体的な実証的注意事項を付け加える。専門家の間では，PTSD の急性症状，急性精神病状態，物質乱用中の依存症患者などの急性で不安定な状態に対してはマインドフルネスは禁忌であるとされている。特にトラウマに関しては瞑想のテクニックを使うことで深刻な解離現象を引き起こしたり，トラウマの記憶が一気に呼びもどされるなどと医原性の効果が考えられるため導入には細心の注意が必要となる。

今後の研究における重要課題と振り返り

- マインドフルネスを基とした介入は多様性を持つ（**表1**）。

- 様々な障害への臨床的有効性が大量のエビデンスによって裏づけられている。実証研究では今までのところ，うつ病や不安症への適応が最も効果があると証明されている。

- 具体的な症状とその根底にあるメカニズムに応じて使用すれば，より効果的となることが示唆される。

- 3つの要素が自己制御の向上に貢献すると考えられており，それらは，①注意のコントロール力向上，②効果的な感情制御，③洞察的な自己認識である。

- 根本的な治療的変化の具体的メカニズムには，とりわけアクセプタンス，エクスポージャー，メタ意識，セルフ・コンパッションが含まれる（**表2**）。

- マインドフルネスを基にした介入は簡単な技法と誤解され，過剰に簡易化され，無差別に利用される危険を孕んでいるため注意が必要である。

References

American Psychiatric Association: Diagnostic and Statistical Manual of Mental Disorders, 5th Edition. Arlington, VA, American Psychiatric Association, 2013

Anderson ND, Lau MA, Segal ZV, Bishop SR: Mindfulness-based stress reduction and attentional control. Clin Psychol Psychother 14(6):449-463, 2007

Baer RA, Fischer S, Huss DB: Mindfulness and acceptance in the treatment of disordered eating. J Ration-Emot Cogn-Behav Ther 23(4):281-300, 2005

Barnhofer T, Crane C, Brennan K, et al: Mindfulness-based cognitive therapy (MBCT) reduces the association between depressive symptoms and suicidal cognitions in patients with a history of suicidal depression. J Consult Clin Psychol 83(6):1013-1020, 2015 26302249

Beck AT, Rush AJ, Shaw BF, Emery G. Cognitive Therapy of Depression. New York, Guilford, 1979

Bennett H, Wells A: Metacognition, memory disorganization and rumination in posttraumatic stress symptoms. J Anxiety Disord 24(3):318-325, 2010 20144524

Bishop SR, Lau M, Shapiro S, et al: Mindfulness: a proposed operational definition. Clin Psychol Sci Pract 11(3):230-241, 2004

Bowen S, Chawla N, Marlatt GA: Mindfulness-Based Relapse Prevention for Addictive Behaviors: A Clinician's Guide. New York, Guilford, 2011

Brown KW, Ryan RM, Creswell JD: Mindfulness: theoretical foundations and evidence for its salutary effects. Psychol Inq 18(4):211-237, 2007

Carmody J, Baer RA, Lykins ELB, Olendzki N: An empirical study of the mechanisms of mindfulness in a mindfulness-based stress reduction program. J Clin Psychol 65(6):613-626, 2009 19267330

Chadwick P: Person-Based Cognitive Therapy for Distressing Psychosis. Chichester, UK, Wiley, 2006

Chadwick P: Mindfulness for psychosis. Br J Psychiatry 204(5):333-334, 2014 24785766

Chambers R, Lo BCY, Allen NB: The impact of intensive mindfulness training on attentional control, cognitive style, and affect. Cognit Ther Res 32(3):303-322, 2008

Chiesa A, Serretti A: A systematic review of neurobiological and clinical features of mindfulness meditations. Psychol Med 40(8):1239-1252, 2010 19941676

Chiesa A, Serretti A: Are mindfulness-based interventions effective for substance use disorders? A systematic review of the evidence. Subst Use Misuse 49(5):492-512, 2014 23461667

de Vibe M, Bjørndal A, Tipton E, et al: Mindfulness based stress reduction (MBSR) for improving health, quality of life, and social functioning in adults. Campbell Syst Rev 127: 2012

de Vibe M, Solhaug I, Tyssen R, et al: Does personality moderate the effects of mindfulness training for medical and psychology students? Mindfulness (NY) 6(2):281-289, 2015 25798208

Dimidjian S, Segal ZV: Prospects for a clinical science of mindfulness-based intervention. Am Psychol 70(7):593-620, 2015 26436311

Dimidjian S, Goodman SH, Felder JN, et al: Staying well during pregnancy and the postpartum: a pilot randomized trial of mindfulness-based cognitive therapy for the prevention of depressive relapse/recurrence. J Consult Clin Psychol 84(2):134-145, 2016 26654212

Ehring T, Watkins ER: Repetitive negative thinking as a transdiagnostic process. Int J Cogn Ther 1(3):192-205, 2008

Fleming SM, Huijgen J, Dolan RJ: Prefrontal contributions to metacognition in perceptual decision making. J Neurosci 32(18):6117-6125, 2012 22553018

Fresco DM, Segal ZV, Buis T, Kennedy S: Relationship of posttreatment decentering and cognitive reactivity to relapse in major depression. J Consult Clin Psychol 75(3):447-455, 2007 17563161

Gotink RA, Chu P, Busschbach JJV, et al: Standardised mindfulness-based interventions in healthcare: an overview of systematic reviews and meta-analyses of RCTs. PLoS One 10(4):e0124344, 2015 25881019

Hofmann SG, Sawyer AT, Witt AA, Oh D: The effect of mindfulness-based therapy on anxiety and depression: a meta-analytic review. J Consult Clin Psychol 78(2):169-183, 2010 20350028

Hölzel BK, Lazar SW, Gard T, et al: How does mindfulness meditation work? Proposing mechanisms of action from a conceptual and neural perspective. Perspect Psychol Sci 6(6):537-559, 2011 26168376

Jha AP, Krompinger J, Baime MJ: Mindfulness training modifies subsystems of attention. Cogn Affect Behav Neurosci 7(2):109-119, 2007 17672382

Kabat-Zinn J: Full Catastrophe Living: Using the Wisdom of Your Body and Mind to Face Stress, Pain, and Illness. New York, Bantam Books, 1990

Katterman SN, Kleinman BM, Hood MM, et al: Mindfulness meditation as an intervention for binge eating, emotional eating, and weight loss: a systematic review. Eat Behav 15(2):197–204, 2014 24854804

Kearney DJ, McDermott K, Malte C, et al: Association of participation in a mindfulness program with measures of PTSD, depression and quality of life in a veteran sample. J Clin Psychol 68(1):101–116, 2012 22125187

Khoury B, Lecomte T, Gaudiano BA, Paquin K: Mindfulness interventions for psychosis: a meta-analysis. Schizophr Res 150(1):176–184, 2013 23954146

Kristeller JL, Hallett CB: An exploratory study of a meditation-based intervention for binge eating disorder. J Health Psychol 4(3):357–363, 1999 22021603

Lutz A, Brefczynski-Lewis J, Johnstone T, Davidson RJ: Regulation of the neural circuitry of emotion by compassion meditation: effects of meditative expertise. PLoS One 3(3):e1897, 2008 18365029

Malinowski P: Neural mechanisms of attentional control in mindfulness meditation. Front Neurosci Feb 4;7:8, 2013 23382709

Masuda A, Hill ML: Mindfulness as therapy for disordered eating: a systematic review. Neuropsychiatry (London) 3:433–447, 2013

Mitchell JT, Zylowska L, Kollins SH: Mindfulness meditation training for attentiondeficit/hyperactivity disorder in adulthood: current empirical support, treatment overview, and future directions. Cognit Behav Pract 22(2):172–191, 2015 25908900

Neff K: Self-compassion : an alternative conceptualization of a healthy attitude toward oneself. Self Ident 2:85–101, 2003

Piet J, Hougaard E: The effect of mindfulness-based cognitive therapy for prevention of relapse in recurrent major depressive disorder: a systematic review and meta-analysis. Clin Psychol Rev 31(6):1032–1040, 2011 21802618

Piet J, Würtzen H, Zachariae R: The effect of mindfulness-based therapy on symptoms of anxiety and depression in adult cancer patients and survivors: a systematic review and meta-analysis. J Consult Clin Psychol 80(6):1007–1020, 2012 22563637

Segal Z, Williams M, Teasdale J: Mindfulness-Based Cognitive Therapy for Depression: A New Approach to Preventing Relapse. New York, Guilford, 2002

Shapiro SL, Carlson LE, Astin JA, Freedman B: Mechanisms of mindfulness. J Clin Psychol 62(3):373–386, 2006 16385481

Strauss C, Cavanagh K, Oliver A, Pettman D: Mindfulness-based interventions for people diagnosed with a current episode of an anxiety or depressive disorder: a metaanalysis of randomised controlled trials. PLoS One 9(4):e96110, 2014 24763812

Tang Y-Y, Hölzel BK, Posner MI: The neuroscience of mindfulness meditation. Nat Rev Neurosci 16(4):213–225, 2015 25783612

Teasdale JD: Emotional processing, three modes of mind and the prevention of relapse in depression. Behav Res Ther 37(Suppl 1):S53–S77, 1999 10402696

Teasdale JD, Segal ZV, Williams JM, et al: Prevention of relapse/recurrence in major depression by mindfulness-based cognitive therapy. J Consult Clin Psychol 68(4):615–623, 2000 10965637

Teasdale JD, Moore RG, Hayhurst H, et al: Metacognitive awareness and prevention of relapse in depression: empirical evidence. J Consult Clin Psychol 70(2):275-287, 2002 11952186

Vøllestad J, Nielsen MB, Nielsen GH: Mindfulness- and acceptance-based interventions for anxiety disorders: a systematic review and meta-analysis. Br J Clin Psychol 51(3):239-260, 2012 22803933

Vujanovic AA, Niles BL, Abrams JL: Mindfulness and meditation in the conceptualization and treatment of posttraumatic stress disorder, in Mindfulness and Buddhist- Derived Approaches in Mental Health and Addiction. Edited by Shonin E, Gordon W Van, Griffiths MD. New York, Springer, 2016, pp 225-245

Williams JMG, Crane C, Barnhofer T, et al: Mindfulness-based cognitive therapy for preventing relapse in recurrent depression: a randomized dismantling trial. J Consult Clin Psychol 82(2):275-286, 2014 24294837

Zgierska A, Rabago D, Chawla N, et al: Mindfulness meditation for substance use disorders: a systematic review. Subst Abus 30(4):266-294, 2009 19904664

Zoogman S, Goldberg SB, Hoyt WT, Miller L: Mindfulness interventions with youth: a meta-analysis. Mindfulness 6(2):290-302, 2015

（原井宏明）

Chapter 7：マインドフルネスと瞑想がもたらすウェルネス

精神医療におけるポジティブ心理学の広がり

Cory Muscara, MAPP
Abigail Mengers, MAPP
Alan Schlechter, M.D.

> 何人も他の者と等しくあるな。だが，みな最高のものに等しくあれ。どうしたら，それができるか。みなめいめい自己の内部で完成されてあれ。
>
> Johann Wolfgang von Goethe

　今，社会は大きな転換期を迎えている。私たちにとって幸せ，ウェル・ビーイング，充実した人生とは何かという問いに対して，その答えを導き出そうという試みが進められている。この新しい試みの具体的な例を挙げると，従業員のウェル・ビーイングを高めるための役職としてチーフ・ハピネス・オフィサーを配置したザッポス社（Tony Hsieh，チーフ・ハピネス・オフィサー，2015）のような企業がある。また，ブータンのように，国民総生産でなく国民総幸福量を国政の指標としている国家がある（Kelly 2012）。そして，米国のマインドフルスクールのような団体は，これまでに何千人もの教師をマインドフルネス瞑想の指導者として育成し，世界各国の児童生徒のために学級でマインドフルネス瞑想を実施する取り組みをしている（Mindful School 2016）。このようにウェル・ビーイングを高める取り組みが進んだ背景には，個人に限らず，様々な領域でウェル・ビーイングの成果が実証的研究

によって示されたことがある。

　ウェル・ビーイングは，2600年以上前に説かれた仏教や古代ギリシャ哲学のeu-
daimonia（「幸福」を意味するギリシャ語）という思想にみられるように，数千年
にわたり，宗教や哲学の領域で探求されてきた。近年，ウェル・ビーイングを科学
的に解明する試みが盛んに行われている。このような新たなる動きをつくったのは，
ウェル・ビーイングや充実した幸せな人生を送ることを科学的に解明する目的で創
設された学問分野である，ポジティブ心理学である。

　1998年に米国心理学会会長に就任したMartin Seligman博士は，20世紀後半の
心理学は，人にとって充実した幸せな人生とは何かという問いを科学的に追究して
答えようとしなかったと指摘した（Seligman 1999）。第二次世界大戦以前，心理
学に課された使命は，精神疾患に対して良質で適切な医療を提供すること，そして，
一人ひとりが生き生きと充実した人生を送ることができるよう支援すること，さら
に，一人ひとりが本来持っている才能を伸ばすことであった。米国心理学会会長と
してSeligmanは，先の大戦以降，人がもっと幸せになるためにはどうしたらよい
かについて探求することに対して，心理学は消極的であったという見解を示した。
この見解が示された頃，ネガティブ感情を中心的なテーマとした学術雑誌が17誌
もあったのに対して，ポジティブ感情をテーマとした学術雑誌はわずか1誌であっ
た。Seligmanは，個人がもっと幸せになるためには何が必要か，すなわち，人にとっ
て最も価値あるものは何かについて，科学的に解明していくことが必要であると述
べた。さらにSeligmanは，これらの科学的根拠に基づいて，もっと幸せになるた
めの方法を実践していくことが重要であると述べた。

　このSeligmanの提言によって，ウェル・ビーイングに関する研究が盛んに行わ
れるようになり，多くの人の関心を集めた。このような学問的，社会的な転換期を，
PawelskiとMoores（2013）はeudaimonia転換期と名づけた。eudaimonia転換期
によって，様々な学問領域において，人，組織，社会で問題となっている原因を究
明するよりも，人，組織，社会をもっと良くすることへ着眼点が置かれ，多くの研
究者に発想の転換をもたらした。

　しかし，人生のように科学的に捉えることが難しく複雑なものをもっと良くする
とは一体どういうことか？　この問いに答えようとする学問領域がポジティブ心理
学である。ポジティブ心理学は，この問いに対してウェル・ビーイングを構成する
概念や充実した幸せな人生を構成する概念などの多くの概念を用いて説明してい
る。人が充実した幸せな人生を送ろうとするとき，何をもって充実した幸せな人生
とみなすべきだろうか？　人が充実した幸せな人生を送れているかどうかはどんな
基準で判断できるだろうか？

　ウェル・ビーイングを測定して評価するためには，ウェル・ビーイングを操作的
に定義する必要がある。Seligman（2011）はウェル・ビーイング理論を提唱した。

この理論は，ウェル・ビーイングの構成概念を明確に示すために，ポジティブ感情（positive emotions），エンゲイジメント（engagement），関係性（relationships），意味・意義（meaning/purpose），達成（accomplishment/achievement）の英字の頭文字をとって PERMA と簡略化された5つの構成概念から説明されている。Seligman は，次に示す3つの基準に従って，これら5つの構成概念を抽出した。第一に，各構成概念間の独立性が高く，それぞれにウェル・ビーイングを高める。第二に，ウェル・ビーイングの概念すべてを網羅するためだけでなく，構成概念ごとに，個人の目標設定ができて，これを達成することができる。第三に，構成概念ごとに，主観的または客観的に測定して評価できる。PERMA の構成概念それぞれで高得点が示されたとき，人は健康で幸せに満ちた状態である。

　マインドフルネスは，この PERMA が示すような健康で幸せに満ちた人生を送りたいと願う人にとって，とても役立つ具体的な実践法である。歴史的にみると，マインドフルネスは仏教の瞑想法と関係している。今現在もなお，瞑想法は悟りをめざす仏教の教えの中心とされている。しかしながらこの数十年間に，マインドフルネスは心と体をもっと健康にするための確かな実践法として認識されるようになった。マインドフルネスは健康を増進し，効率性を高め，ウェル・ビーイングを向上させる科学的根拠に基づいた実践法として，ヘルスケア，学校，ビジネスなどの多くの場面で広く用いられている（Pinsker 2015）。

　今という瞬間，瞬間への気づきの状態を保つことを示す「アウェアネス」を習得して理解を深めていくことがマインドフルネスの実践でもっとも基本となる。アウェアネスは，今何が起こり，自分は何を経験しているかを自分自身で理解するスキルである。心理学では，これをメタ認知といい，アウェアネスとは自分の思考プロセスを理解することを意味する。さらにアウェアネスには，身体感覚といわれるような，身体に引き起こされた生理的反応を感じる感覚が関係している。また，自己受容感覚といわれるような，空間における自分の位置や手足など体の位置や動きを感じる感覚も関係している。

　あなたは，今までに自分で気づいていない考えがあることに気づいているだろうか？　もし気づいていなかったら，ぜひ試すとよい。このアウェアネスこそがマインドフルネスである。アウェアネスは思考そのものや思考さえ存在しないことを意味するのではなく，ただ思考が，在ることに気づくことを意味する。このように導かれたマインドフルな状態によって，人は自分の経験を客観視することができる。たとえストレスを感じている状態であっても，自分の感情や雑念に振り回されない瞬間をもつことができる。さらには，思考や感情を無理に変えようとせず，ありのままに受け入れることによって，思考や感情と向かい合うことができる。マインドフルな状態がいかに重要であるかについて，Viktor Frankl（1946/1985）の著書の『夜と霧』にある表現を用いて説明してみよう。マインドフルな状態とは刺激と反応を

とりもつ間（＝ space）を示す。この間があることによって，私たちは絶えず選択し続けることができ，成長し，成熟して，心から安らげる自由を得ることができる。この間によって，ポジティブ体験とネガティブ体験の双方に自然と変化が起こる。要するに，マインドフルな状態のとき，ポジティブ反応が強まり，ネガティブ反応が弱まる。

　さらに，アウェアネスは，トップダウンとボトムアップの両方向からウェル・ビーイングに働きかける。ボトムアップ・アプローチでは，私たちの置かれたその時々の状況でアウェアネスがウェル・ビーイングを高めるような選択と行動を可能にする。トップダウン・アプローチでは，アウェアネスによって，今現在を客観的に捉えることができ，これによって今現在のウェル・ビーイングの状態を推定することができる。このようにトップダウンとボトムアップから刺激が与えられることで，私たちはさらなるウェル・ビーイングの向上をめざして，好ましい行動を考え，実行することができる。アウェアネスが高まるほど，自分自身への理解が深まり，さらに目の前にある状況により適応的に対処することができる。

　自動操縦で飛行中であるかのように人生を送り，体験していることに意識を持たないでいると，その時々の考え，感情，苦手な人に対して，どのような反応をするかを自分で選択しないままに，なんとなく反応してしまう（Kabat-Zinn 1990）。自分の体験に対する動物本能のような生理的，社会的反応と，状況に応じた適切な反応を区別して選択していくことが大切である。この章では，マインドフルネスによってアウェアネスを向上させることが刺激と反応をとりもつ間を作り出し，これがPERMA の 5 つの構成概念のそれぞれをいかに高めるのかについて焦点を当てる。

🪷 ポジティブ感情

　ポジティブ感情といえば，すぐに幸せという言葉を思い浮かべるかもしれないが，喜び，感謝，安らぎ，好奇心，希望，誇り，楽しみ，インスピレーション，敬意などポジティブ感情を表す言葉は幸せ以外にも多くある（Fredrickson 2009）。マインドフルネスと瞑想の実践は，ポジティブ感情を強めることによって，直接的にも間接的にもウェル・ビーイングを向上させる。瞑想の実践家は，瞑想中に喜びの感情が沸き上がってくることや，瞑想を継続していくと，安らぎや穏やかさを感じることを報告している。慈愛の瞑想（loving-kindness meditation：LKM）では，愛情を深め，まわりの人々とのつながりを育む活動を実践する。このような実践を積み重ねていくと実践家は注意力を養い新奇な状況への順応力を高めて，瞑想以外のとき，例えば，食事，子育て，仕事の活動などにおいても強いポジティブ感情を体験することができる。

　ポジティブ感情に関する研究は，ポジティブ心理学の発展に重要な役割を果たし

ている。ポジティブ感情を直観的に言い表すと，単純すぎるかもしれないが，「いい気持ち」と言える。このようにポジティブ感情は一時点を表すことから，ウェル・ビーイングを高める取り組みをするとき，これまでの幸福の度合いについて，何かしらの指標で捉えることが必要であろう。しかしながら，ポジティブ感情が，単に一時点の状態を示すだけでなく，これからのウェル・ビーイングを高める可能性はないだろうか？ Barbara Fredrickson（2001）は，ポジティブ感情の拡張-形成モデル（broaden-and-build theory of positive emotions）を提唱し，この点について明らかにしようとした。

Fredrickson（2001）が拡張-形成モデルを提唱した当時，すでにネガティブ感情のメカニズムやその応用に関する知見がすでに積み重ねられていたものの，ポジティブ感情に関する知見は十分ではなかった。例えば，人が恐怖，嫌悪感，または怒りを経験すると，これらの感情に伴って考え，行動，身体反応がひとりでに起こる。そして，これらの反応を手掛かりに，その状況と闘争するか逃走するかを選択していることが実証的に明らかにされている。このような反応と行動の関係性は，ネガティブ感情に伴う行動傾向とされるが，ポジティブ感情に伴う行動傾向は明らかとなっていない。ネガティブ感情によって行動は抑制されるが，ポジティブ感情によって行動が活発になるかもしれない。しかし実際のところ，ポジティブ感情と行動との関係は十分に明らかにされていない。

Fredricksonは，拡張-形成モデルを用いて，ポジティブ感情が人間の順応力や柔軟性に影響することを示そうとした。人がポジティブ感情を体験すると，自分を取り巻く環境や体の内部状態を敏感に察知したり，アイディアが溢れて柔軟な行動をとる。さらに，Fredricksonは，ポジティブ感情によって，思考-行動レパートリーが増えて，個人がもつリソースが増えると考えた。例えば，ポジティブ感情は知的リソースを増やす。ポジティブ感情が豊かな創造性を生み出して，私たちは新しいアイディアを発想したり，将来の目標に向かって活動的になったりする。ポジティブ感情は身体活動のリソースも増やす。ポジティブ感情によって，私たちは未体験のものに挑戦したり楽しんだりするようになる。また，ポジティブ感情は社会的リソースも増やす。私たちは，自分のポジティブ感情を他者と共有するために，他者とかかわりたいと思うようになる。そして実際に，他者とかかわりを持つことで，人間関係を築いていく（Fredrickson 2001）。ポジティブ感情は，ネガティブ感情による血圧上昇のような生理的反応を抑えるだけでなく，どんな状況であっても前向きに柔軟に取り組んでいくレジリアンスを高める（Fredrickson 2000）。しなやかで強い，心の在り方にポジティブ感情が関係しているだろう。ポジティブ感情を感じることで，新しいリソースが少しずつ増えていく。この積み重ねによって，私たちは，自分のこれからについて考えられるようになる。このように，ポジティブ感情は今現在という一時的な状態を示すだけでなく，これからのウェル・ビーイン

グの向上に関係している。

Fredricksonら（Fredricksonら 2008；Kokら 2013）は，拡張-形成モデルを検証するために，LKMを用いてポジティブ感情に関する研究を2つ行った。典型的なマインドフルネスの実践ではアウェアネスが中心である。しかしながらLKMでは，アウェアネスや今現在に注意を集中させるのではなく，自分への愛情や思いやりを深めて充足させたのち，これらの感情を家族や友人に感じられるよう実践する。最後には，見ず知らずの他人にも同じように実践する（Fredricksonら 2008）。Fredricksonらの研究ではポジティブ感情を拡充させる方法としてLKMが用いられているが，この理由は，LKMの実践に伴って情動が覚醒されるので，常に注意を集中させる必要があるからである。

まずFredricksonらは，成人の勤労者を対象として，7週間のLKMのワークショップへ参加する群（LKM群）とウェイティングコントロール群に割り付けて，両者の違いについて検討した（Fredricksonら 2008）。その結果，LKM群では，LKMのセッション中にポジティブ感情が強まることが報告された。そして，このポジティブ感情がセッション終了後とワークショップ終了後まで維持されたことが報告された。さらに，LKM群では，ポジティブ感情が強まるほど，自己受容，人生の意義，他者との関係性などの個人のリソースを表す指標の得点が有意に高くなることが報告された。そしてまた，これらのリソースが増えるほど，人生の満足度も高くなることが報告された。この研究ではLKMがポジティブ感情を拡充していく働きをもつことが示された。拡張-形成モデルを踏まえると，LKMを実践すればウェル・ビーイングが向上することになるだろう。

Fredricksonらによる別のLKMを用いた研究では，迷走神経系の生理的反応を測定することによって，ポジティブ感情がウェル・ビーイングという主観的側面だけでなく，身体の健康へ影響を及ぼすかどうかについて検討された（Kokら 2013）。呼吸リズムに同調する心拍数の変動を測定すると，迷走神経系が正常に機能しているかどうかを知ることができる（Porges 2007）。迷走神経系は，副交感神経系を担うことから，心拍数のように，生理的にバランスのとれた状態を保とうとする。迷走神経系の機能が低下すると不健康になりやすいのに対して，迷走神経系の機能が十分に保たれているとポジティブ感情を体験しやすい（Bibevski and Dunlap 2011；Kok and Fredrickson 2010；Thayer and Sternberg 2006）。Kokら（2013）の研究では，LKMを用いてポジティブ感情を体験すればするほど，身体の健康が増進していくのではないかという仮説について検証した。大学に勤務する職員を対象として，6週間のLKMのワークショップに参加する群（LKM群）とコントロール群に割り付けて，両群を比較した。迷走神経の活動の評価は，ベースライン値となるワークショップの介入前とワークショップ終了後の計2回，実施された。被験者は主観的側面の評価として，ポジティブ感情，LKMを実践した時間，他者

との交流について毎日記録した。解析の結果，コントロール群と比べて LKM 群は，ポジティブ感情を多く感じ，また他者とつながっている感覚も強かった。そして，迷走神経の活動がより活発であった。これらの結果もまた，拡張−形成モデルを支持していると考えられる。そして，LKM によってポジティブ感情を体験することが増えていくと，心理的にも生理的にもウェル・ビーイングが向上していくことが明らかになった。

　さらに，生理学的アプローチからマインドフルネスとポジティブ感情の関連性について解明するため，瞑想プログラムを実施した被験者の脳機能を評価した研究がある（Davidsonら 2003）。この研究では，LKM の実践とは異なり，研究用のマインドフルネス・ストレス低減法（mindfulness-based stress reduction：MBSR）が実践された。MBSR 終了時に脳波測定が行われた結果，コントロール群と比べて，MBSR を実施した群では，左前頭前野皮質の脳活動が活発であることが示された。この領域はポジティブ感情を感じているときに賦活する領域と同じ領域であった（Davidsonら 1992；Davidsonら 1990）。この結果から瞑想によってポジティブ感情が強められることが示されたが，さらなる知見を蓄積していくためには，瞑想によって脳機能が変化するかどうかについて検討する必要がある。

　マインドフルネスとポジティブ感情の関連性を示した研究が他にもある。医師がマインドフルネスの長期的効果を 1 年間追跡した研究では，8 週間の MBSR プログラムに参加した被験者は，プログラム終了直後とプログラム終了から 10 ヵ月が経過した維持期の両時点において，マインドフルネスな状態やポジティブ感情の体験が有意に多いだけでなく，心拍数が有意に低いことが示された（Amutioら 2015）。この研究のほかに，健常者に対して 8 週間のマインドフルネス認知療法（mindfulness-based cognitive therapy：MBCT）を実施した研究では，MBCT を実践した被験者はポジティブ感情が有意に増えたことが示された。そして，ポジティブ感情の体験が増えると，回避や否認などの逃避的な問題解決の対処スタイルが少なくなったことが明らかになった（Cousin and Crane 2015）。このように被験者の個人内変化を評価した研究においても，マインドフルネスによってポジティブ感情が強められ，この影響が広がっていくことが示されている。

　ポジティブ感情はウェル・ビーイングの構成概念として必要不可欠であると考えられる。ポジティブ感情が連鎖的にどんどんと広がっていく影響力の強さは，拡張−形成モデルや心理的・生理的データで示されているものの，ポジティブ感情との関係性や因果関係を捉えていくことは非常に難しい。つまり，マインドフルネスの実践法に違いがあったとしても，マインドフルネスがポジティブ感情の体験を増やし，ポジティブ感情を強め，これから先のウェル・ビーイングを増進させていくといえる。

🪷 エンゲイジメント

　ポジティブ心理学を構成する PERMA の 5 つの構成概念の 1 つである，エンゲイジメント（PERMA の E を示す）の生みの親といえば，心理学者の Mihály Csíkszentmihályi 以外にいない。Csíkszentmihályi は，ハンガリーで第二次世界大戦中を生き抜いた。この戦争をともに乗り越えた家族の中で，どうして戦争による心の傷がそれほど深くない者もいれば，絶望的になり未来を悲観する者がいるのだろうかという点に彼は興味を抱いた。Csíkszentmihályi は，心が柔軟で，人生に対して前向きに立ち向かう人は，チェス，ロッククライミング，芸術品を作りだしているときと同じように，我を忘れて完全に没入する状態を体験していることに気づいた。彼らは，時を忘れ，活動に没入するために，没入しているそのときの感情体験は不鮮明であるが，没入し終えた後に，心と体に爽快感を感じている。Csíkszentmihályi は，これをフロー体験（エンゲイジメントまたはゾーン体験ともいう）と名づけた。Csíkszentmihályi は生涯をかけて，このフロー体験がアスリート，偉大な思想家，芸術家，私たち個人の生活にどのような影響を及ぼすのかについて研究した。

　Csíkszentmihályi らは，フロー体験に関する研究を 40 年以上積み重ねて，フロー体験へ至るために必要な基準を明らかにした（Nakamura and Csilszentmihalyi 2009）。

- ●達成可能な挑戦であること。個人のスキルと達成しようとする目標の難易度とのバランスが大切であり，本人のスキルで取り組むには，少しだけ難しい課題が設定されるとよい。
- ●達成目標を明確にすること。
- ●即時のフィードバックが行われること（内的または外的）。
- ●注意を集中させること。
- ●自主性またはセルフコントロール。
- ●時間感覚が変化すること（典型的な例として，時間を短く感じる）。

　Csíkszentmihályi が様々な職業や職種の勤労者を対象に，フロー体験に関連する要因について調査したところ，職種に関係なく一貫して，ウェル・ビーイング，自尊感情，仕事の充実感，仕事の生産性，人生の満足度が関連したことを報告した（Emerson 1998）。ここで大切なことは，ただ単純に「楽しい」活動をしていることがフロー体験ではない。そしてまた，活動していることに注意がすべて注がれているだけでフロー体験とすることは不十分である。テレビをみたり，インターネットを閲覧したり，ビデオゲームをすることが楽しくて，何時間もの時間を浪費することは，「ジャンクフロー」状態といえる。ソファーに座りながら，お気に入りの連続ホームコメディを 5 時間みた後に，ソファーから立ちあがって「なんて充実し

たいい気分だ！」と言う人はいないだろう。フロー体験をしている人は有能感，充足感，創造性を必ず感じているが，ジャンクフロー状態でこれらを感じることはない。この他にも，フロー体験では達成できそうな目標へ向かって挑戦していくことが重視されるが，ジャンクフロー体験ではあまり重視されない。ジャンクフロー状態にある活動は受動的である。これに対してフロー状態にある活動は，瞑想やマインドフルネスの実践のように，とても能動的で持続的である。

2013 年 4 月 12 日のニューヨーク大学子ども研究センターの症例検討会で，Csíkszentmihályi は，「フロー体験は活動することに注意がすべて注がれて，今現在にとどまっている状態であるが，このフロー状態とマインドフルネス瞑想は関連するか？」という質問を受けた（Csíkszentmihályi 2013）。Csíkszentmihályi は，瞑想を「フロー体験の結晶」とたとえた。このとき彼は，フロー体験に環境や他者とのかかわりや呼吸を考慮していなかった。Csíkszentmihályi は，フロー体験とマインドフルネスは注意を集中させ，今という瞬間にとどまっている点が非常によく似ていると指摘した。実際に，これまでの研究で，マインドフルネスの実践を続けていくと，フロー体験が起こりやすくなることが示されている。

瞑想やマインドフルネスとフロー体験に共通性が示唆されていることから，臨床家や研究者の多くは，これらの関係性に興味を抱いている。マインドフルネスやフロー体験に関する研究では，これら両者ともに非常に主観的体験であることから，科学的検証を行うことが難しい。例えば，フロー体験に関する研究では，フロー体験の評価においてサンプリング・メソッドが用いられることが多い。これは，被験者が簡易携帯型の通信機器を用いて，リアルタイムでフロー状態中の活動とフロー状態の程度を評価する方法である。評価における方法論上の制約があるにもかかわらず，マインドフルネスとフロー体験の両者の類似点は多い。例えば，研究するためにはマインドフルネスを操作的に定義する必要があるが，Bishop ら（2004）は，マインドフルネスの定義に好奇心，その瞬間，瞬間における思考や感情の受容だけでなく，注意の自己制御に関する心理学的プロセスも加えた。このマインドフルネスの定義は，Csíkszentmihályi のフロー体験の特徴と共通している。彼の定義では，フロー体験をしている人はフロー状態へ至るまで注意がとぎれることなく集中している。逆にいえば，注意・集中力が強い人ほど，フロー体験をしやすくなるのかもしれない。240 名の大学生を対象に，フロー体験と注意の関連性について検討した Cermakova ら（2010）の研究では，注意の処理能力が高い人ほど，フロー体験が有意に多いことが報告されている（r=0.55，P<0.01）。マインドフルネスを実践していくと，注意を自己制御する能力が高くなり，フロー体験が多くなるのかもしれない。

フロー体験とマインドフルネスが互いにどのように影響しているのかについて検討を試みた研究がいくつかある。Kee と Wang ら（2008）の研究では，182 名の大

学生アスリートを対象に，活動へ没入しやすい性質とマインドフルネス特性について調査した。その結果，マインドフルネス特性が高い人ほど，活動へ没入しやすい性質であった（Kee and Wang 2008）。さらに，マインドフルネス特性が高い人は，注意や情動を自己制御する能力が高く，取り組んでいる目標や活動にポジティブな言葉で自己へ語りかけしていることが多いと報告された（Kee and Wang 2008）。今，この瞬間に注意を意識して向けることは，ネガティブ感情を生み出すような偏った判断を少なくするだけでなく，自己に向けて前向きな言葉を繰り返すのと同じように，新しい取り組みに適切に対処していくのに必要なリソースを増やす可能性がある。

　前述した研究と同様に，マインドフルネスがフロー体験に及ぼす影響について検討した小規模の介入研究がある。この研究では，成人の音楽学生 10 名を対象にヨガプログラムの効果について評価したところ，ヨガプログラムによってマインドフルネスとフロー体験が多くなることが示された（Bulzer ら 2016）。コントロール群である 15 名に対しては，ヨガプログラムは実践されなかった。ヨガプログラムを実施した群は，マインドフルネスとフロー体験が増えたのと同時に，演奏への不安が有意に低減したことが示された。この結果から，演奏することに不安を感じずに，演奏すること自体に完全に没入することができて，フロー体験へ達したと推測できる。日常生活でフロー状態（この研究の場合，ヨガプログラムの実践）を継続すると，ほかの活動（演奏）でフロー状態に入りやすくなるのかもしれない。この点について，これから研究や治療で検討していく必要があるだろう。

　さらに，フロー体験とマインドフルネスの関連性を示す知見が示されている。Moore（2013）はマインドフルネス，認知の柔軟性とフロー体験との関連性について検討した。この研究では，認知の柔軟性を新しい思考や価値観に対する寛容さと定義された。Moore（2013）の研究では，この認知の柔軟性が高いほど，フロー体験が多いことが報告された。これと同じように，Bishop ら（2004）は，マインドフルネスに不可欠な要素として体験を受容する力を指摘している。Moore は，フロー状態を継続して維持できるかどうかは認知の柔軟性にかかっていると指摘している。達成感が得られるような挑戦をするとき，フィードバックやその時々の状況に適切に対処していく能力がなければ，フロー体験に到達することはできない。つまり，認知の柔軟性を高めることが重要である。マインドフルネスによって，認知の柔軟性が得られ，フロー状態に到達しやすくなる可能性がある。

　神経科学的アプローチによっても，フロー体験とマインドフルネスの関連が明らかになっている。Kramer（2007）の研究で，行動課題を実施している最中の脳波を測定したところ，フロー状態を予測する指標として，左側頭部における θ 波の出現と a 波の増加が指摘された。これまでに a 波と θ 波の増加が瞑想中に出現することが報告されている。（Cahn and Polich 2006）。

エンゲイジメントは，Seligman（2011）が提唱しているウェル・ビーイング理論や充実した幸せな人生で重要な構成概念の一つである。患者がフロー体験に到達しやすくなるには，マインドフルネスの実践がよいだろう。マインドフルネスや認知の柔軟性を高めて，フロー状態を継続して維持するためにヨガ，瞑想などの実践が必要なのかもしれない。Csíkszentmihályi（2013）が指摘するように，瞑想の実践家は，フロー状態を得たければ，いつでもどこでも瞑想という手段でもって，フロー状態に到達することができるだろう。瞑想の実践家は，交通渋滞に巻き込まれていても，つまらない話を聞いていても，エレベータを待っていても，自分の呼吸に意識を集中させることによって，ウェル・ビーイングを高め，フロー状態を得ることを積み重ねている。

ポジティブな関係性

　ポジティブ心理学とは何か？　という問いに，ポジティブ心理学を牽引してきたChristopher Peterson は，「他者とのかかわりが重要である」と答えている（Peterson 2006）。この言葉は，ポジティブ心理学をよく表している。他者との良好な関係性はとても重要で，これはポジティブ心理学の5つの構成概念を示す PERMA の1つである，R（relationships）を表す。ポジティブ心理学では，他者と良好な関係性を築いていくことは，人間の生来の欲求を満たし，ウェル・ビーイングの向上へつながっていくと考えられている。これまでにマインドフルネスと対人関係に関する研究が十分に進んでいるとはいえないが，マインドフルネスによって，受容的になり，情動コントロールスキルが向上することが，良好な人間関係を築くと推察できる。

　マインドフルネスと対人関係の関連性について検討した先行研究の多くは，夫婦関係に焦点を当てている。マインドフルネスと結婚に対する満足感との関係性について調査した研究がある（Burpee and Langer 2005）。この調査で，マインドフルネスと結婚に対する満足感との間に有意な正の相関が示されている。つまり，マインドフルな経験が多い人ほど，配偶者との関係性が良好で満足感が高いことが明らかになった。この理由として，マインドフルネスを実践することで，配偶者との関係を良好に保つために柔軟に行動できるようになり，配偶者への理解を深めるのではないかと考えられる。配偶者と言い争って対立ばかりのマインドレスな状態に代わって，アウェアネスを高めて，マインドフルな状態を保つことで，様々な視点から状況を捉えることを瞬時にできるようになり，配偶者との争いを避けることができるのかもしれないと指摘する研究者もいる。さらに，マインドフルネスを継続的に実践することによって，マンネリ化してしまった関係性から，新婚カップルのような仲の良い関係性に修復することができるかもしれない。

　また Burpee と Langer（2005）の研究では，結婚生活に対する満足度が高い人ほ

ど，マインドフルネスの経験が多いことを示している。この理由として，配偶者に対する不満が少ないほど，関係が良好で，生活が落ちついて安定しているのではないかと考えられる。つまり，マインドフルネスの実践によって，今起きている体験すべてに注意を集中させて，自分に今何が起こっているのかを観察できるようになると，結婚生活に対する満足感へつながるような配偶者への安心感や信頼感を培っていくことができるのかもしれない。この研究で重要なことは，過去の出来事や思考と行動パターンを現在にあてはめて，マインドレスな状態に陥るのではなく，今現時点にとどまり，新たなる視点から体験を認識することがマインドフルネスであるとする点である。この Burpee と Langer (2005) の研究において，これまでの典型的なマインドフルネスの定義と少し異なる定義が示されたことは，マインドフルネスをどう応用していくかについて検討をする上で，重要な示唆を与えている。また，Burpee と Langer (2005) の研究では，相関関係が示されただけで，マインドフルネスが結婚生活に対する高い満足度へ影響を与えているのか，または結婚生活に対する高い満足度がマインドフルネスを強めるのかについて明らかでない。このような因果関係は不明であるが，Burpee と Langer (2005) の研究は，マインドフルネスとポジティブな関係性は正の相関関係であることを実証的に示した知見である。

　また，マインドフルネスによって配偶者との愛着が強まり，結婚生活に対する満足度が高くなることを示した調査結果がある（Jones ら 2011）。配偶者とコミュニケーションをとるときに，注意やアウェアネスを高め，偏った一方的な判断をしないことで，お互いに対する安心感や信頼感を強め，結婚生活への満足感を充実させることができるだろう。この研究は，さまざまな限界や制約があるものの，マインドフルネスとポジティブな関係性が相互に影響し合うという仮説を支持する結果を示している。

　マインドフルネス・対人関係プログラム（mindfulness-based relationship enhancement：MBRE）は，MBSR，LKM，ヨガの要素やマインドフルネスを組み入れた活動などを用いる介入法である。この MBRE プログラムは，マインドフルネスが対人関係を向上させる方法として役立つことを示す知見である（Carson ら 2004）。この研究では，良好な関係を築いている夫婦や恋人同士を対象として，MBRE プログラムを実践する群（MBRE 群）またはウェイティングリストコントロール群の 2 群にランダムに割り付けされた。この MBRE プログラムは，毎週 2 時間半のセッションを計 8 セッション実施することに加えて，6 時間のリトリートから構成されていた。MBRE プログラム終了後，MBRE 群では，配偶者やパートナーとの関係性に対する満足度が高くなったことに加えて，両者の関係性がより良好となり，相手を受け入れて受容することが増えた。

　マインドフルネスがどのように対人関係へ影響を及ぼすのかについて検討した研究では，夫婦関係以外に，他者との関係性とマインドフルネスとの間に正の相関が

あることが示されている。利他的行動に関する研究では，今現在に注意を向けてとどまり，偏った一方的な判断をせず，受容する人ほど，利他的行動が多いことが報告されている（Cameron and Fredrickson 2015）。他者とかかわるとき，このような向社会性行動をとると，新しい関係性を築きやすくなるだけでなく，密接な関係性を築きやすくなり，ウェル・ビーイングが増進するだろう。

　今後，マインドフルネスと対人関係の関係性について，さらに詳細かつ広範囲にわたって検討を重ねていく必要があるが，これまでの研究の知見をまとめると，マインドフルネスは，ポジティブな関係性にかかわる要因を強めることで，ウェル・ビーイングへ影響を及ぼす可能性がある。マインドフルネスの中心は，今という瞬間，瞬間へのアウェアネスを高めることや，偏った一方的な判断をせず，偏見のない広い心などである。マインドフルな状態を身につけることで，私たちを取り巻く環境にさらに適応していくことができる。そして，すでに築きあげてきた対人関係では，相手に対する安心感や満足感を得るだろう。さらに，新しい関係性を築くことにも積極的になれるだろう。マインドフルネスの実践によって，どれほど他者とのかかわりが重要であるかについて理解することができる。

意味・意義

　私たちにとって大事なことは，自分の人生に意味を見出して，それを追い求める意味ある人生（PERMA では M, meaning を指す）を生きることである（Steger 2012）。「良い（または，意味ある）人生」をひも解くと，古くは Aristotle が心の奥底にある eudaimonia（幸福）にしたがって生きることが意味ある人生と考えていた（Peterson 2006）。eudaimonia は快楽主義（hedonism）や喜びを追い求めるだけでなく，自分を最大限に生かして，さらに善い行いをしていくことをいう。現代では，研究領域において，意味ある人生とは「他者とつながること，これまでの経験に意味を見出して理解すること，こうありたいと願うことを実現しようと計画を立てること」とされている（Steger 2012）。意味ある人生について考えてみると，一人ひとりの人生がいかに大事であるかということに気づかされるだけでなく，より広い視点に立って，人間にとって生きるとは何かということについて理解を深めることができる。

　理論的観点からみると，人生の意味や目的をなくして，ウェル・ビーイングを説明することはできない。つまり，もし人生の意味や目的を見失っていたら，私たちはウェル・ビーイングを向上させようと行動を起こすことはない。意味のある人生を生きていると感じている人ほど，ウェル・ビーイングが高く，心が安定して豊かで，高いスピリチュアリティをもっている（Steger 2012）。

　マインドフルネスは，意味ある人生を作り出すための 1 つの実践法である。これ

まで何世紀にもわたって、マインドフルネス実践家が自分の人生に意味を見出すときに役立ったと報告しているが、これを実証的に示す研究はほとんどない。これまでに McGregor と Little の研究（1998）では、マインドフルネスを実践することによって、人生に対する意味を見出すことができると報告されている。Ryan らの論考（2008）によると、マインドフルネスである人ほど、精神性をより重視し、余計な情報に惑わされることが少なく、物事の本質を重視する。そして、自分がしたいと思うことと実際の行動が一致しているため、ウェル・ビーイングを妨げるような外部の環境要因に影響されることが少ない。

　最近、マインドフルネス-意味ある人生の理論（mindfulness-to-meaning theory）として、マインドフルネスを実践することで人生に対して意味を見出しやすくなることが説明されている。この理論で説明していることは、以前から、マインドフルネスの実践家は理解していた現象である。マインドフルネスは意味ある人生をもたらす。マインドフルネスは、ストレスに対して認知的評価で対処するのではなく、今という瞬間、瞬間への気づきを保つメタ認知によって、気づいていなかった新たな情報へ注意を向けさせる。そして、今置かれている状況を把握して評価しなおさせる。このようなプロセスは、今の生活や環境のポジティブな側面へ目を向けていくときこそ役立つ。そして、その人の価値観にあった行動へつながり、最終的には幸福で意味ある人生へ向かう（Garland ら 2015）。

　このモデルによると、幸福で意味ある人生を送るためには、主観的評価（つまり偏った一方的な判断）をしないで、今置かれている状況や環境における自分の思考や行動を客観的に観察することが最も大切である。偏った一方的な判断をせずにアウェアネスを高めることは、Jon Kabat-Zinn によるマインドフルネスの定義の中でも重要とされる。この偏った一方的な判断をせずにアウェアネスを保つことによって、私たちは刺激と反応をとりもつ間に気づき、これを自然に作りだすことができる（Kabat-Zinn 1990）。マインドフルネス-意味ある人生の理論では、ストレスフルな出来事との評価をとりもつ間がある。この間を作り出すことで、すべてに注意をはらうことができ、ストレスフルな出来事のポジティブな側面について考える余裕が持てる。さらには、強いポジティブ感情が起こり、これを味わって、意味のある充足した感覚を得ることができる。

達成

　マインドフルネスが、PERMA で A（accomplishment）とされる達成と関係するとは直観的に理解できないかもしれないが、瞑想や今という瞬間、瞬間への注意を集中させていく実践から培われるセルフコントロールの所在は、達成感に内在している。Seligman（2011）は、達成感は、外的動機づけ（例えば、お金、名声、権力）と

内発的動機づけ（例えば，親として，子どもとして，あるいはこの場合は瞑想の実践家としての能力）から得られると説明している。私たちは他者から褒められることによって達成感を感じることも多いが，自己決定理論で指摘されているように，達成感をはっきりと感じるためには，自分は物事をうまくできる能力があるというコンピテンスが不可欠である。瞑想とマインドフルネスは訓練によって上達していくが，上達は目にみえて明らかにわかるような外的なものではなく，とても内的なものである。上達するにつれて，セルフコントロール感が高まる（Bishopら 2004）。

　精神鍛錬のために瞑想を実践していくことが重要とされ，何かしらの報酬が得られるであろうという期待や達成感は重視されない。結果ばかりを気にしてしまうと，注意を集中させること（マインドフルネス）を身につけることが難しくなる。瞑想の初心者は，目にみえて明らかにわかるような達成感にこだわるのではなく，呼吸や腹部の動きへ意識を集中させることを重視していくと良い。呼吸や腹部の動きへ注意をしっかりと向けられたのならば，集中力や情動コントロールの能力を高めることができるだろう。そして結果的には，多大な恩恵を受けるだろう（やがては達成感を得ることにつながるかもしれない）。

　瞑想の初心者は，結果ばかりを気にしないよう教えられるが，実践する上では，望ましい結果を意識して行動することが重視される。ゴール設定と望ましい結果を意識して行動することの違いを説明しよう。ゴール設定では，望ましい結果を得ようとすることを重視する。ゴールを設定すると，一歩先へと確実に進むことができるが，結果を出すことばかりに気をとられてしまうこともある。このように，結果ばかりに気をとられると，マインドフルネスを高めることと逆効果になる。一方，望ましい結果を意識して行動することは，結果を追求するのではなく，プロセスを重視している。瞑想では，不安を取り除くことをゴールにはせず，体験に対して偏った一方的な判断をしない今現在へ焦点が当てられる。このような取り組みをしていくと，結果的に不安が消失することが多い。これと反対に，何が不安にさせているのかといったような不安への気づきを深めないままに，不安を取り除くことだけを追求していくと，たとえ不安が軽減されたとしても，これは一時的で持続しないだろう。実際に，Deane Shapiro（1992）の研究では，望ましい結果を意識して行動することが反映される，自己制御やストレスマネジメントが向上した。

　瞑想やマインドフルネスの実践家は，望ましい結果を意識して行動する，ゴールを設定するなど，何かしらの目的のために実践を継続している。注意を集中させることや自己制御を高め，ポジティブ感情をより感じるようになればなるほど，人生でフロー体験を得ることが多くなるだろう。実践家たちは，マインドフルネスの実践が上達して，自分自身の変化を感じられるようになるにつれて，ダイエットや運動などの過程で感じるのと同様のセルフコントロール感をもつだろう。達成感は，瞑想の目的ではないかもしれないが，瞑想がもたらす恩恵であることは確かである。

まとめ

　Martin Seligman がポジティブ心理学の父であるならば，Victor Frankl はポジティブ心理学の祖父であろう。Frankl は，精神疾患の研究と治療に精力的に取り組むだけでなく，人間にとって健康で幸福とは何かについて強い興味関心をもっていた精神科医であった。Frankl の興味関心は，ウェル・ビーイングの構成概念（PERMA）で意義・意味（M）である。彼は，意味のある人生を生きることに焦点を当てた治療法を考案した。Frankl は患者に刺激と反応をとりもつ間に気づかせ，成熟していくことを促した。マインドフルネスは，この間があることを患者に気づかせる。

　Frankl は，1972 年に開催されたトロント青少年団の講演で，Goethe の詩「何人も他の者と等しくあるな。だが，みな最高のものに等しくあれ。どうしたら，それができるか。みなめいめい自己の内部で完成されてあれ。」を引用した（Frankl 1972）。ポジティブ心理学によって，患者は自分に何ができるかを理解することができる。そして，自分が何者であるかというよりも，自分がもつ能力を開花させることができる。マインドフルネスや瞑想を実践していくことで，ウェル・ビーイングの構成概念である PERMA のそれぞれを確実に手に入れることができるだろう。さらに，私たち治療者や患者に病気を治癒させることよりも，もっと大事な何かに気づかせてくれるだろう。マインドフルネスや瞑想は，私たちのポジティブな感情，エンゲイジメント，ポジティブな関係性，意義や達成感を向上させてくれるだろう。

今後の研究のためのポイントとまとめ

- ポジティブ心理学は，患者個人と社会全体のウェル・ビーイングに関する研究や臨床応用への取り組みが活発に行われている領域である。Seligman（2011）によって提唱されたウェル・ビーイング理論では，個人がポジティブ感情（Positive Emotions），エンゲイジメント（Engagement），ポジティブな関係性（Relationships），意味・意義（Meaning），達成（Accomplishment）から構成される PERMA を十分にもつことが必要とされている。

- マインドフルネスと瞑想は，PERMA のすべての側面で有益で，治療者と患者に役立つ実践法である。マインドフルネスと瞑想を実践していくことで，私たちは難しい目標を達成することができるだろう。さらに，ウェル・ビーイングをもっと向上させていくことができるだろう。

References

Amutio A, Martínez-Taboada C, Hermosilla D, Delgado LC: Enhancing relaxation states and positive emotions in physicians through a mindfulness training program: a one-year study. Psychol Health Med 20(6):720–731, 2015 25485658

Bibevski S, Dunlap ME: Evidence for impaired vagus nerve activity in heart failure. Heart Fail Rev 16(2):129–135, 2011 20820912

Bishop SR, Lau M, Shapiro S, et al: Mindfulness: a proposed operational definition. Clin Psychol Sci Pract 11(3):230–241, 2004

Burpee LC, Langer EJ: Mindfulness and marital satisfaction. J Adult Dev 12(1):43–51, 2005

Butzer B, Ahmed K, Khalsa SBS: Yoga enhances positive psychological states in young adult musicians. Appl Psychophysiol Biofeedback 41(2):191–202, 2016

Cahn BR, Polich J: Meditation states and traits: EEG, ERP, and neuroimaging studies. Psychol Bull 132(2):180–211, 2006 16536641

Cameron CD, Fredrickson BL: Mindfulness facets predict helping behavior and distinct helping-related emotions. Mindfulness (NY) 6:1211–1218, 2015

Carson JW, Carson KM, Gil KM, Baucom DH: Mindfulness based relationship enhancement. Behav Ther 35:471–494, 2004

Cermakova L, Moneta GB, Spada MM: Dispositional flow as a mediator of the relationships between attentional control and approaches to studying during academic examination preparation. Educ Psychol (Lond) 30(5):495–511, 2010

Cousin G, Crane C: Changes in disengagement coping mediate changes in affect following mindfulness-based cognitive therapy in a non-clinical sample. Br J Psychol Sept 19, 2015 DOI: 10.1111/bjop.12153 26385256, [Epub ahead of print]

Csíkszentmihályi M: Studying optimal experience: flow theory and research. Lecture given to the NYU Child Study Center, New York, April 12, 2013.

Davidson RJ: Emotion and affective style: hemisphere substrates. Psychol Sci 3:39–43, 1992

Davidson RJ, Ekman P, Saron CD, et al: Approach-withdrawal and cerebral asymmetry: emotional expression and brain physiology, I. J Pers Soc Psychol 58(2):330–341, 1990 2319445

Davidson RJ, Kabat-Zinn J, Schumacher J, et al: Alterations in brain and immune function produced by mindfulness meditation. Psychosom Med 65(4):564–570, 2003 12883106

Emerson H: Flow and occupation: a review of the literature. Can J Occup Ther 65(1):37–44, 1998

Frankl V: Why believe in others. Lecture given to the Toronto Youth Corps, Toronto, ON, Canada, May 1972. Available at: https://www.ted.com/talks/viktor_frankl_youth_in_search_of_meaning. Accessed March 15, 2016.

Frankl VE: Man's Search for Meaning (1946). New York, Simon & Schuster, 1985

Fredrickson BL: The role of positive emotions in positive psychology: the broaden-and-build theory of positive emotions. Am Psychol 56(3):218–226, 2001 11315248

Fredrickson BL: Positivity. New York, Three Rivers Press, 2009

Fredrickson BL, Mancuso RA, Branigan C, Tugade MM: The undoing effects of positive emotions. Motiv Emot 24(4):237–258, 2000 21731120

Fredrickson BL, Cohn MA, Coffey KA, et al: Open hearts build lives: positive emotions, induced through loving-kindness meditation, build consequential personal resources. J Pers Soc Psychol 95(5):1045–1062, 2008 18954193

Garland EL, Farb NA, Goldin P, Fredrickson BL: Mindfulness broadens awareness and builds eudaimonic meaning: a process model of mindful positive emotion regulation. Psychol Inq 26(4):293–314, 2015 27087765

Jones KC, Welton SR, Oliver TC, Thoburn JW: Mindfulness, spousal attachment, and marital satisfaction: a mediated model. Fam J (Alex Va) 19(4):357–361, 2011

Kabat-Zinn J: Full Catastrophe Living: Using the Wisdom of Your Body and Mind to Face Stress, Pain, and Illness. New York, Delacorte, 1990

Kee Y, Wang CJ: Relationships between mindfulness, flow dispositions and mental skills adoption: a cluster analytic approach. Psychol Sport Exerc 9(4):393–411, 2008

Kelly A: Gross national happiness in Bhutan: the big idea from a tiny state that could change the world. The Guardian 1(12), 2012

Kok BE, Fredrickson BL: Upward spirals of the heart: autonomic flexibility, as indexed by vagal tone, reciprocally and prospectively predicts positive emotions and social connectedness. Biol Psychol 85(3):432–436, 2010 20851735

Kok BE, Coffey KA, Cohn MA, et al: How positive emotions build physical health: perceived positive social connections account for the upward spiral between positive emotions and vagal tone. Psychol Sci 24(7):1123–1132, 2013 23649562

Kramer D: Predictions of performance by EEG and skin conductance. Indiana Undergraduate Journal of Cognitive Science 2:3–13, 2007

McGregor I, Little BR: Personal projects, happiness, and meaning: on doing well and being yourself. J Pers Soc Psychol 74(2):494–512, 1998 9491589

Mindful Schools: Online mindfulness training for educators. Available at: http://www.mindfulschools.org/. Accessed March 5, 2016.

Moore BA: Propensity for experiencing flow: the roles of cognitive flexibility and mindfulness. Humanist Psychol 41:319–322, 2013

Nakamura J, Csikszentmihalyi M: Flow theory and research, in The Oxford Handbook of Positive Psychology. Edited by Lopez SJ, Snyder CR. New York, Oxford University Press, 2009, pp 195–206

Pawelski JO, Moores DJ (eds): The Eudaimonic Turn: Well-Being in Literary Studies. Madison, NJ, Fairleigh Dickinson University Press, 2013

Peterson C: A Primer in Positive Psychology. New York, Oxford University Press, 2006, p 249

Pinsker J: Corporations' newest productivity hack: meditation. The Atlantic 10, 2015. Available at: http://www.theatlantic.com/business/archive/2015/03/corporations-newest-productivity-hack-meditation/387286/. Accessed February 10, 2016.

Porges SW: The polyvagal perspective. Biol Psychol 74(2):116–143, 2007 17049418

Ryan RM, Huta V, Deci EL: Living well: a self-determination theory perspective on eudaimonia. J Happiness Stud 9(1):139–170, 2008

Seligman ME: The president's address. Am Psychol 54(8):559–562, 1999

Seligman MEP: Flourish. New York, Atria Books, 2011

Shapiro DH: A preliminary study of long-term meditators: goals, effects, religious orientation, cognitions. J Transpers Psychol 24(1):23–39, 1992

Steger MF: Experiencing meaning in life: optimal functioning at the nexus of well-being, psychopathology, and spirituality, in The Human Quest for Meaning: Theories, Research, and Applications, 2nd Edition. Edited by Wong PTP. New York, Routledge/Taylor & Francis, 2012, pp 165–184

Thayer JF, Sternberg E: Beyond heart rate variability: vagal regulation of allostatic systems. Ann NY Acad Sci 1088:361–372, 2006 17192580

Tony Hsieh, Chief Happiness Officer [video]. Time 2015. Available at: http://content.time.com/time/specials/packages/article/0,28804,2091589_2092033_2099346,00.html?iid=sr-link1.Accessed February 8, 2016.

（横山知加）

Chapter 8：青少年への
マインドフルネスのすすめ

Mari Kurahashi, M.D., M.P.H.

> いつか，義務教育が「心の教育」に目を向ける日がくることを願っている。
> 学校で基本的な学力をつけるのと同じように，子どもたちがカリキュラムの
> 一環として愛，共感，正義，そして赦しといった内的価値の不可欠性につい
> て学ぶ日が来ることを期待している。
>
> The Dalai Lama, Beyond Religion：Ethics for a Whole World

🪷 青少年のマインドフルネスに関するエビデンス

　近年のマインドフルネスブームの中，マインドフルネスを青少年にも活用できな
いかという強い関心が広がっている。青少年に対するマインドフルネスは，大人の
場合と同様に，多くの有益な効果があることが研究により明らかとなったため人気
が高まっている。そして，不安感，抑うつ感，注意欠如・多動性，物質依存の減少，
普段の精神的健康，学習成績の向上，感情制御などに効果があるとされる。マイン
ドフルネスにこのようなたくさんの良い効果があるということを知ったら，親や学
校がこのマインドフルネスブームに乗らない手はないだろう。

　2000年の歴史がある仏教がもたらす精神的な効果が今は広く一般に知られるよ
うになり，エビデンスに基づいて全世界で広く実践されているということは，とて
も興味深いことである。大人を対象としたマインドフルネス研究で示されている結
果を踏まえると，子どもへの本来の効果は，現時点で明らかにされているエビデン

スよりも大きいのではないかと考えられる。しかしながら，現時点では研究の質に限界があり，研究結果はどれも低～中程度の効果に留まっている。子どもを対象とした研究は比較的少なく，多くのリミテーションがあるため，このような研究の解釈は慎重に行う必要があるといわれている（Greenberg 2011）。青少年を対象とした研究に限らず，マインドフルネス研究全般において研究の質を高めるには，無作為化比較対照試験を行うこと（EBMのゴールドスタンダードである），十分な効果量があること，妥当性が認められたバイアスのない指標を用いること，より長期のフォローアップで効果維持を測定すること，実薬対照群を含む試験を実施することが重要と考えられる。

　さらに，研究でどのような介入方法を行ったかという点を明確に記述する必要がある。なぜなら，ヨガ，マインドフルネス・ストレス低減法（mindfulness-based stress reduction：MBSR），マインドフルネス認知療法（mindfulness-based cognitive therapy：MBCT），超越瞑想など，様々な種類のマインドフルネスの実践方法が同じ「マインドフルネス」として，ひとまとめにされてしまっているからである。しかしながら，実際はそれぞれ異なった技法を用いており，目標も多様であるため，すべて同じ「マインドフルネス」として分類することは，研究データを混乱させてしまうことになる（Greenberg 2011）。先述した多様な実践方法は，継続期間や指導員養成の質や養成期間も異なっており，それらは研究参加者がどのようにマインドフルネスを学習し経験していくかに影響を与える可能性があるということを研究にあたって認識しておくことが重要である。

　青少年期のマインドフルネス研究には課題がある一方，今後のマインドフルネス実践と研究を導く助けとなる知見もある。2004～2011年に行われたマインドフルネス研究を対象としたメタ分析がZoogmanら（2014）によって行われ，青少年へのマインドフルネスを用いた介入が中～低の効果量であったこと，医原性の危害はなかったことが明らかとなった。さらに興味深いことに，学校で募集した一般健常者と比較して，精神症状をもつ青少年にマインドフルネスによる有意な効果の上昇が示された。

　標準化された指標を用いた研究結果には効果に限界がある一方，研究の参加者たちはマインドフルネス実践を通して楽しさや主観的な症状の改善がみられたことをZoogmanらは強調して報告しており，このような主観的効果にも意義があると考えられる。さらに，親が子どものマインドフルネス実践プロトコルの一環として実践に参加した研究では，子どもの症状改善と同様に，親自身のストレスや不安感の主観的な改善を報告した。今後のマインドフルネス研究の質を改善すれば，参加者や親から報告されたポジティブな経験や視点がマインドフルネスによるものであったということを証明すること，マインドフルネスがどのように機能しているのかを理解すること，どのように症状に影響を与えるのかを明らかにすること，どのよう

な特徴を持つ参加者に機能するのかを明らかにすることに役立つと思われる。

マインドフルネスの潜在的理論と青少年への効果

　青少年にマインドフルネスを導入することによって，多くの潜在的な効果が得られる。一つの興味深い理論として，瞑想の「用量反応」の潜在的効果がある。マインドフルネスの実践や瞑想の量が増えることによって効果が高まることを「用量反応」と呼び，瞑想の量と効果は因果関係となる。長年にわたり瞑想を実践してきた僧や尼僧たちでは，長く高度な瞑想をするほど心の健康度が高いことを示した研究もある（Verma and Araya 2010）。この「用量反応」の生物学的根拠の基礎となるのは，どのように脳が瞑想経験を通して変化するかという「神経可塑性」である。一時期，脳神経細胞のつながりは幼少期に固定すると考えられていた。しかし脳画像の高度化が進んだこの20年ほどで，脳が生涯を通して常に発達を続けるという「神経可塑性」の説が信じられるようになった。身体的運動が身体的健康を高めることと同様に，マインドフルネスは心を鍛え，「神経可塑性」に影響を与える方法と考えられている。神経科学者のRichard Davidsonは，長年の瞑想経験を有した僧は見習い僧と比較して脳の電気回路に違いがあることを示す研究を行った（Lutzら 2004）。Davidsonは，知覚や意識などの高度な精神活動にみられる，神経同士の伝達に重要なγ波に特に強い関心を持って研究を行っていた。その中でDavidsonは，最も長く瞑想を実践していた僧が最も高いレベルのγ波の活動を示したことを発見した。さらに，この僧のγ波は，高いニューロン発火の同調性を示す高振幅を有していたことが明らかになった。このようなニューロン発火の同調性が高いγ波により，離れた神経細胞間の伝達が可能となり，脳がより効率的に機能できるようになる。この研究と「用量反応」の知見をもとに幼少期から瞑想を実践すれば，長期間にわたり脳の電気回路により大きな用量効果をもたらす可能性がある。しかしながら，γ波の上昇が直接的な有益性を示す明確なエビデンスはまだ存在しないため，先述した潜在的有益性は推論に基づいたものである。したがって，この点については今後のさらなる検討を要する。

　Davidsonはマインドフルネス瞑想による脳の電気回路の用量反応説とともに，さらに脳構造にも用量反応的変化があることを発見した（Davidson and Lutz 2008）。脳は主に，灰白質と白質という2つの層によって構成されている。灰白質は，白質中心部を覆う神経組織である。これらは神経細胞体と樹状突起から成り，脳の司令と制御を司っている。一方，白質はほとんどがミエリン鞘で覆われた神経線維だけで構成されている。灰白質は年齢とともに縮小し，その縮小が脳萎縮の潜在的マーカーとなっている。Davidson and Lutzは，長年の瞑想の実践は灰白質縮小の少なさ，つまり脳萎縮の少なさと関連していることを発見した。興味深いのは，青少年

の脳構造に対するマインドフルネス瞑想の潜在的効果，特に灰白質縮小に関する考察である。しかしながら，瞑想経験の多さと灰白質縮小の少なさとの関連性を実証するためには，同様の知見が他の研究でも支持される必要がある。

マインドフルネスと幼い子ども

　幼い子どもは，ある意味でマインドフルネスのお手本のような存在である。子どもは単に，目の前の出来事だけに完全に夢中になっており，過去や将来のことを心配しない。遊んでいるときはただ遊び，食べているときは単に食べているだけである。もし，思った通りにいかないことがあれば怒りだし，少しも抑制したりせず完全にその感情にのめりこむ。そして，その感情の嵐が去った後には，先ほどのネガティブな経験を反芻することなく，けろりと遊びに出かけるのである。マインドフルネス研究の多くは子どもよりも大人を対象として行われているため，マインドフルネスが大人と同様に青少年にも機能すると思われがちであるが，どのように機能するかについては多くの類似点はあるものの，発達段階の違いによる重要な相違点もある。

　幼い子どもの脳は，前頭葉の広大な神経ネットワークの成長による自己制御スキルの劇的な発達に特徴づけられる。前頭葉は脳の前方にあり，注意，記憶，実行機能を司っている部位である。社会認知神経科学研究は，トップダウン制御過程とボトムアップ感情過程間の動的相互作用によって自己制御が発達することを示した（Zlazo and Lyons 2012）。自己制御におけるトップダウン制御過程は，実行機能のカテゴリーの１つとして捉えられ，研究が行われている。実行機能とは，認知的柔軟性，抑制制御，ワーキングメモリーなど，認知過程の制御を包括したものである。また，ボトムアップ感情過程とは，ストレスや不安など，自動的に生起する感情反応のことである。修飾が加えられていないボトムアップの感情体験は，トップダウン制御過程に関する神経ネットワークを取り入れていくという子どもの能力の発達に影響を及ぼすだろう。

　マインドフルネスの実践は，トップダウン制御過程の増加とボトムアップ感情過程の低減を促進し，自己制御の能力の発達に役立つ可能性がある。神経可塑性によって自己制御の順応性が非常に高い幼児期では，特にそう考えられる。マインドフルネスの目的は，ボトムアップの感情体験そのものを抑制することではなく，感情体験に即座に反応せずに，客観的に観察するということである。そうすることにより，ボトムアップ感情過程の体験そのものが減少することはないものの，それが行動に与える影響を弱める可能性がある。今この一瞬一瞬の体験を重視するマインドフルネスは，集中と持続的注意を必要とするトップダウン的な訓練になる。それと同時に，評価することなく今ここに注意を向けることを重視し，生起した感情やそれに

よる影響をありのままに体験するという点で，ボトムアップ的な訓練にもなる。このような状態でい続けることによって反芻が減少し，感情を落ちつけることができるのである。これまでに述べてきたように，マインドフルネスは前頭葉にある自己制御のトップダウン制御過程と，辺縁系にあるボトムアップの感情過程の両方をターゲットにしているため，これをつなぐ神経ネットワークを強化できると考えられる。そして，その神経ネットワークを強化することが感情制御に役立つと考えられる。自己制御を高める介入方法は，トップダウン制御過程のみをターゲットとするがゆえに多くの制限や限界を抱えるという点からみても，マインドフルネス実践は独特であると考えられる。マインドフルネスに若年から取り組むことによって，前述した神経ネットワークを強化することができ，それが生涯にわたって感情制御の基盤となってくれるのである。

🪷 マインドフルネスと青年期

　青年期を表す「adolescence」という言葉は，「成長する（to grow up）」を意味するラテン語の動詞「adolescere」が語源となっている。この言葉からもわかるように，青年期とは子どもから大人への過渡期であるといえる。精神分析家かつ作家であるLouise J. Kaplan（1995）は，青年期は内的感情の激動を示す時期であると書き記している。それは，過去に執着したいという思い（これは永久的な人間の願いでもある）と，未来に向かっていきたいという思いとの葛藤である。この時期には，思春期危機や内省，自己認識の増加など，多くの課題が存在する。この時期の変化は刺激的そして圧倒的であり，それは精神疾患の急激な増加によっても示される。

　青年期は精神疾患の有病率が高まるようなネガティブな感情状態を経験するだけでなく，大人よりもさらに極端なかたちでネガティブな状態を経験する。激しいネガティブ感情を経験しやすい青年期に，ハイリスクな行動への傾向も非常に強くなる。激しいネガティブ感情とハイリスクな行動の関連性について，神経的基盤が明らかにされている。fMRI（機能的神経画像）により，青年期の脳は，活発で比較的成熟している皮質下辺縁系と，比較的未熟な状態の前頭葉が対になっていることが示された（Somervilleら 2010）。青年期において，情動と報酬欲求機能に関与する皮質下辺縁系が過活動状態にあることは，彼らが環境的なきっかけによって，結果を考慮することなく過剰に刺激希求行動に駆り立てられる理由を説明できる可能性がある。皮質下部を制御する前頭葉は青年期以降に成熟を始めることが常であり，青年期においては機能が未熟なため，大人に比べ皮質下部における制御が未熟であると考えられる。したがって，このような前頭葉の比較的未熟な状態ではネガティブ感情を制御する能力が不足となり，感情表出の増加やハイリスク行動の制御能力の減少といった結果に結びつくこととなる。これまでに述べてきたように，前頭葉

と皮質部の発達がどちらも未完成な子どもや，どちらも完成した大人に比べ，青年期では前頭葉は未完成で皮質下部は完成しており，非常にアンバランスになっている。このことは，なぜ青年期に激しい感情表出やハイリスク行動が著しくみられるかという点を説明する一助になるかもしれない。

　青年期にハイリスク行動に陥りやすいもう1つの要因は，正と負の強化モデルに対する非常に高い過敏性である。ネガティブ感情状態を回避するために行動が維持されるのが負の強化であり，結果として物質使用やその他のハイリスクな衝動的行動を引き起こす可能性がある。負の強化は，ストレス耐性の低さや，苦痛ではあっても目標志向的な行動をとれないことと関連しており，ネガティブな感情状態から回避・逃避するためのハイリスク行動の増加という結果に至る可能性がある。また，正の強化では，ポジティブな感情状態を希求するために行動が維持され，報酬に対する過敏性によって薬物などの物質使用や，その他のハイリスクで衝動的な行動を増やす可能性がある。したがって，報酬への過敏性が高い正の強化の過程，ネガティブ感情を回避する負の強化の過程のどちらに発展するにしても，背後には青年期のリスク行動があるといえる。それにより青年期は，連合学習に焦点を当てた介入を行うことで，大人になっても強化が続きやすい条件づけられた行動を最も効果的にやめられる可能性があるという点で，非常に大事な時期なのである。

　マインドフルネスの訓練は，新しい連合を作り出すことではなく連合を解消することで，これまでに獲得された連合学習に影響を与えることができる（Brewerら2013）。マインドフルネスは，本人が抱える渇望を回避したり，打ち消したり，屈したりするよりも，渇望を評価せずに観察することを強調するものであり，このことによって渇望自体に対する自制心を高める効果があると考えられる。あらゆる刺激が渇望を生起させるが，それに反応せずに客観的に非評価的態度で観察することができるようになると，前述したような渇望と衝動的行動との連合が消去されるだろう（Brewerら 2013）。同様に，マインドフルネスは不安のようなネガティブな感情状態に対して耽溺や回避のように自動的に習慣的に反応するのではなく，そのような感情の状態を客観的に観察する能力を高めることができる。感情に対して自動的に反応するのではなく，客観的に感情生起の過程を観察することで，さらに柔軟で適切な対応ができるようになる。マインドフルネスの訓練は，青年期のハイリスク行動や快楽への強い欲望に対して自制心を高めることに役立ち，それによって正の強化で結びついた欲望とその結果との連合を消去することができる。さらに，青年がネガティブな状態になっている自分の心の状態に気づくこと，ネガティブな苦しい心の状態から逃れるためにハイリスク行動や衝動的行動をとらなくてすむようになることができる。それにより，前述したネガティブ感情とハイリスク行動との負の強化の連合も消去することができるのである。

🪷 子どもの発達とマインドフルネス

　仏教の経典は厳格な戒律によって教えが守られているにもかかわらず，マインドフルネスや瞑想が青少年にどのように教えられてきたかという点に関してはほとんど情報が残っていない。東洋の伝統的なマインドフルネスについての研究による青少年の知見はマインドフルネスが発達にどのように影響するかについてわれわれに大きな利益をもたらした。発達的要因がマインドフルネスにどのように影響するかということ，そしてマインドフルネスが青少年の発達にどのように影響を与えるかということを継続して探求していくことは非常に魅力的である。「マインドフルネスの潜在的理論と，青少年への効果」の項目で論じたように，神経科学は発達的要因を根本的に理解することに役立つ。次の項目で取り上げる，子どもとのマインドフルネス実践は，西洋の発達理論や愛着理論に基づいている。青少年にマインドフルネスをもっとも効果的に行う方法を確立するためにマインドフルネスがどのように子どもの発達に影響するかに関しての研究が役立つだろう。

🪷 子どもとのマインドフルネス実践

　伝統的にマインドフルネスでよく使用される言葉に「子どものマインド」というものがある。自分自身の子ども時代の甘い記憶を振り返ったときに何が意識に上るかということを思い描き，そして当時，自分がどのように世界を知覚し経験していたかということを思い出してみてほしい。この「子どものマインド」はマインドフルネスにおいて重要な目標となる。子どもと一緒にマインドフルネスを実践すると，子どもは「子どものマインド」を生得的に有しているということを思い出せさせてくれる。マインドフルネスは子どもがもともと持っている開放性と受容性をさらに伸ばそうとしているのである。子どものときは自然に「子どものマインド」でいられても，分析や分類などを強調した教育を受け，成長するにつれ先入観なくものごとを見ることができなくなってしまう。したがって，子どもと一緒にマインドフルネスを実践しようとするとき，マインドフルネスの概念を教えられるよりも，本来持っている新鮮で開放的で好奇心のある目で世界を体験することの方が簡単なのかもしれないということを覚えておかなくてはならない。子どもとマインドフルネスを行うと子ども時代のマインドに戻るためにどうしたらよいかについてのインスピレーションを与えてくれるかもしれない。

　子ども向けのマインドフルネスの訓練の多くは，分析や概念化から離れ，楽しい活動を重視している (Greenland 2010；Willard 2010)。楽器を演奏する，踊る，シャボン玉を作る，インタラクティブゲーム，図画工作などは，マインドフルネスの導入に向いている。子どもにとっては，実演などで体験的にマインドフルネスを捉え

る方が言語による認知的な説明よりも効果的である。ほとんどの子どもは集中できる時間が短いため，マインドフルネスを年齢1歳につき1分と計算して実施することが一般的である（例えば5歳児は5分間）。さらに，マインドフルネスを行う際には，実施者の目標に合わせるよりも，子どもの目標や関心に沿った形で行う方が有効である。例えば，ブッダや偉大な僧や尼僧よりも有名なスポーツ選手やミュージシャンがマインドフルネスを行っていることを話す方が，子どもを激励し動機づけるためには有効である。また，マインドフルネスは子どもの抱える問題を改善したり変容したりするものではなく，むしろ子どもが本来持っている強さを補強するものである点を強調することも重要である。

　一貫性と習慣性が子どもにとって重要な点はマインドフルネスの訓練においても同じである（Greenland 2010；Willard 2010）。したがって，マインドフルネス瞑想のために一定の時間と場所を確保することが必要となる。通常，実施時間は起床後か就寝前，食前食後，家族が一緒にいるとき，そして，治療の時間やマインドフルネスセッションの前後などに設定する。また，訓練を集中して行うために，子どもたちと一緒に，瞑想のための場所を決めておくとよい。

　子どもの望ましくない行動にマインドフルネスのスキルを応用させたくなるが，子どもがマインドフルネスを罰と関連づけてしまう可能性があるため，行ってはならない（Greenland 2010；Willard 2010）。子どもが困難を抱えているときに義務的にマインドフルネスを行うのではなく，日々の生活の中でマインドフルネスの実践を継続することで力がつき，困難な状況に上手に対応できるようになることが重要なのである。そのため，子どもが困難を抱えているときにマインドフルネスをさせようとするのではなく，むしろ親や指導者自身がマインドフルネスを実践してみせ，見本となることが必要不可欠である。具体的にいうと，困難な状況に立たされている際に，ネガティブな感情に反応せずにいることである。子どもたちが困難を抱えている期間，親や指導者たちはしばしばがっかりしたり，反応したり，圧倒されたり，塞ぎ込んだりしがちになるだろう。しかし，その代わりに，ネガティブ感情をマインドフルで好奇心にあふれた非評価的な態度で体験し，呼吸を数えることが重要なのである。

　現在確立されている青少年のマインドフルネスのプロトコルは，発達的観点からの修正が加えられたものである（Greenland 2010；Willard 2010）。一般的には，青少年の集中力が続く時間は短いため，セッションや瞑想時間を短くしたうえ回数を多く設定している。また，親が同じスキルを身につければ子どもの手本となり教えることができるようになるため，セッションに親が参加することは一般的となっている。親が参加することによりマインドフルネスが各家族の文化に根付き，有益性や効果が持続することが期待されている。また，MBSR は，十代の青少年が青年期特有のストレッサーである社会問題などに焦点を当てられるように修正が加え

られている（Biegle 2009）。

　青少年にマインドフルネスを教える場合，指導者がすでに自分のマインドフルネス実践を確立していることが必要不可欠である。治療法がマニュアル化されている現在，この点は特に重要である。マインドフルネスは経験によるところが大きいため，マインドフルネスを完全に理解するには，頭で理解するよりも自らの実践を積み上げていくことの方がずっと重要である。指導者は，自身のマインドフルネス瞑想実践を通して子どもの体験とつながることができ，より意義深く洞察的な関わり方ができるようになる。さらに，指導者がマインドフルネスを実践することにより，指導者自身が対象の子どもたちにとって効果的に振舞うことができるようになる。例えば，指導者自身の目標や意図や期待を子どもたちに強制せず，子どもの目標や感覚にオープンでいることができるようになる。日常的なマインドフルネスの実践によって，指導者自身がマインドフルな態度で話したり，聞いたり，行動したりすることが可能となり，これら全てが子どもの手本になるために重要な要素となる。

マインドフルネスと精神病理学

　青少年に対するマインドフルネス介入についてのメタ分析は，Zoogman ら（2014）によって行われており，現時点ではこれが唯一のものとなっている。全体的な結論としては，マインドフルネス介入は精神病理学的な症状が生じている青少年に対しての効果量が有意に高いため，既に症状が現れている青少年に対して，より有用な可能性があるというものであった。これは，青少年に精神疾患が蔓延していることを考えると重要な所見である。Merikangas ら（2009）は，アメリカの青少年のうち，約25％は調査が行われた前年に精神的な不調や病を経験していたと報告したこと，青少年のうちおよそ3分の1は生涯のうちに精神的な不調や病を経験することを明らかにした。また，治療の種類が限られていること，精神科等の治療機関にかかりにくいという理由で精神疾患を抱える青少年のうち70％が未治療となっていた（Schwarz 2009）。治療機関へかかりにくいおもな理由は医療保険が十分に整っていないこと，児童精神科医の数が不足していることであった。

　青少年が病院で治療を受ける際，最も一般的なエビデンスに基づいた治療法は心理療法と向精神薬による薬物療法である。しかしながら，子どもに対する薬物療法については様々な懸念がある。向精神薬が，子どもが抱える精神症状の治療の助けになるとはいえ，治療には限界があり，副作用の心配もある。心理療法に関しては，多様な治療方略が使われていることや治療の質的な違いにより，効果量には幅がある。最もエビデンスに基づいた心理療法である認知行動療法でも，その効果と効果持続性には限界があるといわれている。マインドフルネスを基盤とした療法と認知行動療法にはいくつか似ている点があり，例えばMBCTはいくつかの認知行動療

法の要素を組み込んでいる。

　しかし，マインドフルネス療法では，何が起こっていたとしてもとらわれずに，よく観察し，あるがままを受け入れるという態度で，いまここに存在することにのみ焦点を当てており，これが認知行動療法との相違点である。認知行動療法では，根底にある「認知の歪み」の分析と変容に意図的に焦点を当て，そのことによって感情と行動が変容することを期待している。マインドフルネスでは，このような変容の実現にそれほど労力をかけず，それよりも自然な在り方を味わうことを重視する。これらの実践により，習慣的になっている思考や行動パターンの自動的で条件反射的なループから抜け出すことができるようになる。そして，穏やかで健康な選択ができるようになり，人生を余すところなく味わうことができるようになるのである。

　従来の治療には限界があり，マインドフルネスのような代替的な精神療法が必要とされている。子どもの精神症状に対する相補的な治療としてのマインドフルネスの有益性は，集団で行うことができ，従来の個人療法の限界を解決できることである。特に学校における広範囲の応用によって，マインドフルネスは予防的かつ早期介入の治療法として活用できると考えられる。さらに，マインドフルネスの安全性は，青少年を対象とした全てのマインドフルネス研究で示されている。大人ではマインドフルネス瞑想によって悪影響が出た例が報告されているが，青少年ではこれまでに同様の悪影響が出たという報告はされていない。しかしながら，今後はこの可能性についても継続的に調査をしていく必要がある。

🪷 後学のためのキーポイントと振り返り

- 現在，青少年にマインドフルネスは効果的であるという信頼性の高いエビデンスが得られているが，さらに質の高い研究も必要とされている。

- 子どもにマインドフルネスを教える際には，指導者が子どもたちの発達的側面について考慮することが重要である。

- 西洋的な心理学の研究は，青少年の発達的側面がどのようにマインドフルネスの実践に影響を与えるかという点を明らかにしており，これらの知見は伝統的な仏教にも役立つ情報である。

- 精神疾患を抱える青少年が多い点と医療機関にかかりにくい点で，マインドフルネスの実践は治療と予防の両方において重要な役割を果たすと考えられる。

References

Biegel GM: The Stress Reduction Workbook for Teens: Mindfulness Skills to Help You Deal With Stress. Oakland, CA, New Harbinger, 2009

Brewer JA, Elwafi HM, Davis JH: Craving to quit: psychological models and neurobiological mechanisms of mindfulness training as treatment for addictions. Psychol Addict Behav 27(2):366–379, 2013 22642859

Davidson RJ, Lutz A: Buddha's brain: neuroplasticity and meditation. IEEE Signal Process Mag 25(1):176–174, 2008 20871742

Greenberg M: Nurturing mindfulness in children and youth: current state of research. Child Dev Perspect 6(2):161–166, 2011

Greenland S: The Mindful Child: How to Help Your Kid Manage Stress and Become Happier, Kinder and More Compassionate. New York, Atria Books, 2010

Kaplan L: Adolescence: The Farewell to Childhood. New York, Touchstone Books, 1995

Lutz A, Greischar LL, Rawlings NB, et al: Long-term meditators self-induce high-amplitude gamma synchrony during mental practice. Proc Natl Acad Sci USA 101(46):16,369–16,373, 2004 15534199

Merikangas KR, Nakamura EF, Kessler RC: Epidemiology of mental disorders in children and adolescents. Dialogues Clin Neurosci 11(1):7–20, 2009 19432384

Schwarz SW: Adolescent mental health in the United States. New York, National Center for Children in Poverty, 2009. Available at www.nccp.org/publications/pub_878.html. Accessed July 15, 2016.

Somerville LH, Jones RM, Casey BJ: A time of change: behavioral and neural correlates of adolescent sensitivity to appetitive and aversive environmental cues. Brain Cogn 72(1):124–133, 2010 19695759

Verma G, Araya R: The effect of meditation on psychological distress among Buddhist monks and nuns. Int J Psychiatry Med 40(4):461–468, 2010 21391415

Willard C: Child's Mind: Mindfulness Practices to Help Our Children Be More Focused, Calm and Relaxed. Berkeley, CA, Parallax Press, 2010

Zelazo D, Lyons K: The potential benefits of mindfulness training in early childhood: a developmental social cognitive neuroscience perspective. Child Dev Perspect 6(2):154–160, 2012

Zoogman S, Goldberg S, Hoyt W, Miller L: Mindfulness interventions with youth: a meta-analysis. Mindfulness 6:290–302, 2014

(松元智美)

Chapter 9：マインドフルネスによる物質使用障害治療への介入

Allison K. Ungar, M.D.

Oskar G. Bukstein, M.D., M.P.H.

> 根本的な受容とは，物事を制御できるという思い込みを捨て，判断すること
> なく現在あるがままの状態に注意を払い，受容しようとする意志によって成
> される。
>
> Marsha M. Linehan

　物質使用障害（substance use disorders：SUDs）は蔓延しており，罹患率，死亡率の原因となるケースは相当数にのぼる。全世界で死亡および障害をもたらす原因とされる精神疾患のうち，物質使用障害は第5位である（Whitefordら 2013）。物質使用障害は臨床的に治療が難しい疾患として知られており，経験豊富な臨床医でも，治療にはエビデンスに基づく種々多様な治療的介入を統合してあたらなければならないとされている。マインドフルネスに基づく介入（mindfulness-based interventions：MBIs）とは，一瞬一瞬に対する意図的かつ客観的な意識のありようを用いた治療的技術と定義される。また，現在その有効性に関するエビデンスが蓄積されてきている（Chiesa and Serretti 2014）。臨床でのマインドフルネスに基づく介入の導入は単純で，さらに利用しやすくマニュアル化されているものもある。ここでは物質使用障害治療における様々なマインドフルネスに基づく介入の有効性の根拠となるエビデンスについて詳述し，治療効果の高いマインドフルネスに基づく介入の方法について述べる。

作用機序

　生物学的, 現象的観点からみて, 依存とは, 中脳辺縁系の報酬システムにおける主要な伝達過程を変容させる学習と記憶の障害である。MBIsで前頭前皮質からのトップダウンの指令をコントロールする技術を向上させることで皮質下領域の抑制といわゆる報酬行動の制御を改善させると考えられる (Rosnerら 2015)。機能的神経イメージングの諸研究は, マインドフルネスが渇望刺激への反応性を弱める働きをする可能性があることを示している (Westbrookら 2013)。Westbrookらはf MRIを用いて12時間禁煙して過ごした47名の喫煙者の神経作用を調べた。被験者たちは煙草と関係のない中立的な画像と喫煙の画像を見せられ, これらの画像を受動的に, あるいは注意深く見るように練習させられた。マインドフルへの参加は, 渇望の自覚的減退, 渇望に関連する脳構造, 特に前帯状皮質膝下部での活性と結合性の低下と関係していた。

　もしマインドフルネスに基づく介入が脳を平常に保つ技法だとすれば, この技法を習得した人々が神経認知的な恩恵を得るのは理にかなっている。マインドフルネスに基づく介入の一種であるマインドフルネスによる再発防止法 (mindfulness-based relapse prevention：MBRP) の研究によると, 自宅でのマインドフルネス訓練を増やした人は, アルコールや薬物の使用が顕著に下がり, なおかつ渇望スコアが低下した (Growら 2015)。この結果は, マインドフルネスは効果的だが, 効果を維持するには継続的な実践が必要なことを示唆している。また, マインドフルネスは高リスクな状況のときにだけ実施するよりも, 日々の実践として行うことが臨床的に望ましいことを裏付けている。

　さらにマインドフルネスを目的とした活動 (例えば, マインドフル・ウォーキング, マインドフル・イーティング, 呼吸法, ボディスキャン) を行うと, 人は無意識の絶え間ない流れから, 今取り組んでいる活動へと注意を向けるスキルを磨くことができる。こうした囚われた思考から身体感覚へと注意を促す能力は, あるきっかけで誘発される渇望の抑制にも応用できる。

　マインドフルネスを訓練することで, 依存に内在するオペラント的, 古典的に条件づけられた行動を断つことも可能だと考えられる。マインドフルネスは, もとは潜在意識下にあった渇望や行動に対して, 偏った判断によらぬ説明可能な意識をもたらすことにより, 学習された行動を関連する記憶から切り離すのである (Brewerら 2013)。

物質使用障害治療におけるマインドフルネスの利点

1. 再発

　物質使用障害の治療では，再発の誘因となる有害な感情状態に患者が対処する支援として，臨床医がマインドフルネスに基づく介入を行うことが有効である。概念上，意識を今この瞬間に向けることで患者は価値と目的に合致した，違法薬物やアルコール，ニコチンを断ち続けるといったよりマインドフルな行動を選択できる。伝統的な再発防止方法では誘因の回避や最小化に焦点が当てられてきた。しかし，とりわけ物質使用障害の誘因はいたるところにあるため，回避や気をそらす方法では労多くしてあまり効果が期待できない。一方，マインドフルネスに基づく介入は誘因の最小化をめざすのではなく，むしろこうした状況下にある思考，感情，感覚に，評価をくださないように意識を向ける。マインドフルネスに基づく介入は物質使用の自動的反応から渇望の経験を切り離すことを目的としているのである。Viktor Frankl はこのようなマインドフル状態の創出を次のように描写している。「刺激と反応の間には，ある空間が存在する。その空間には我々が自分の反応を選択することができる自由とパワーがある。そしてその反応の中に，成長と自由が存在する。」(Nelson 2005, p.62)。

　患者の 40 〜 60%が治療の過程で再発を経験する (McLellan ら 2000) ことから，再発に対処するには物質使用障害の慢性的性質を治療するという本質的な課題がある。そのため，研究者たちはマインドフルネスに基づく介入の持続的な治療効果を証明しようと努めてきた。MBRP の縦断的研究では，過去の再発防止法や通常の治療法 (treatment as usual：TAU) のどちらと比較しても，12 ヵ月間における物質使用や深酒をする日数の減少という点で統計的，臨床的に有意な効果を示した (Brown ら 2014)。喫煙障害のためのアクセプタンス・コミットメント・セラピー (acceptance commitment therapy：ACT) の縦断的研究でも，ニコチン置換療法と比較してマインドフルネスに基づく介入は 1 年経った時点での臨床的改善成績の良いことが示された (Gifford ら 2004)。

　判断をくださない状態に意識を集中する状況においては，再発の回避はほぼ不可能である。しかし，気づきが育っていく中で，患者は自分に染みついた思考や行動の型に引き戻される瞬間を意識することが可能になっていくのである。

2. 羞恥心

　物質使用障害の患者は羞恥心，後悔，不安を抱えている。物質使用障害を患う人々は，自分がかつて有していたはずの人生の残り時間が限られていることを屈辱的に

感じ，依存物質の影響下でやった自分の価値観とは矛盾する振る舞いに苦悩し，物質使用の影響が自分の最愛の人に与えた影響について深い苦痛を抱いていることが多い。こうした認知の偏りや否定的感情は，治療からの脱落や再発といった苦悩を最小化するための回避行動につながる。しかし，患者が羞恥心を抑圧しようとすると，すればするほど羞恥心は大きくなる。

認知的反動効果の例：紫色の象のことを考えてはいけません

結果として起こる経験：こう言われると即座に紫色の象が思い浮かび，その象のことを忘れるのが難しくなる。なんとか忘れようとすればするほど，あなた意識のなかに紫の象が現れてしまう。

　Luoma らの研究チーム（2012）は，ACT（詳しくは後述）を適用すれば，羞恥心は修正可能かを検証した。彼らは，リハビリテーション施設の患者たちを対象に，28 日間 TAU と ACT を適用したときの違いを比較した。ACT を行ったグループは，より良い経過を示し，セラピーの継続性と物質使用の減少，漸次的な羞恥心の低下が見られた。マインドフルネスは，批判的になりがちな言葉よりも客観的な言葉を通して，硬直した自己への思いを和らげているのである。こうした言語の転換は硬直した思考（例えば，事実とは異なる思考）も減じている。客観的な言葉は治療空間をつくり，自己への思いやりを高めるのである。

反芻する羞恥的思考の例：私は酒をやめられない。いつだって私はしくじる。またしくじるだろう。私は駄目なやつだ

判断をくださない
マインドフルな態度をとる：私は『酒をやめることなどできっこない』という考えを持っている

---

3. 渇望

　マインドフルネスに基づく介入は羞恥心だけでなく，薬物やアルコールの渇望を対象とした治療にも適している。渇望はその状態を示す患者にとっても，治療する臨床医にとっても困難な主観的経験だが，再発の理由となることが多い。通常，臨床医は物質使用を誘発する人や場所，物を回避する再発防止策を活用する。一方，

マインドフルネスに基づく介入では渇望時の不快な感情状態に患者が耐え，渇望の自然な亢進や鎮静の波を「衝動のサーフィン」として乗り切っていくことを求める（Marlatt and Gordon 1985）。衝動のサーフィンの目標は，行動を伴った反応をせずに思考，感情，感覚そして外部からの刺激の波を乗り切っていくことである。渇望と闘わないことで，患者は「転倒」（ここでは感情に圧倒されて物質使用に再び溺れてしまうこと）を回避できるのである。こうしたマインドフルな立場では，患者は渇望のことを，遵守しなくてはならない「道徳的義務」などではなく，つかの間の身体感覚だと発見できるのである（Brewer ら 2013）。

　MBRP について調べた研究者は，TAU コントロール群と比較して MBRP 介入群は渇望スコアが著しく低下することを見出した（Witkiewitz ら 2013）。受容性，意識，判断をくださない態度を高めることによって起こる渇望の低下は，物質使用の減少につながる。

例1：渇望状態でマインドフルに座る

臨床医：今のあなたの渇望感について，判断をせずに表現してみてください。

患　者：コカインが私の喉に滴り落ちる味を感じる。心臓はとび跳ねるように鼓動し，頭に火がついたようで，渇望感がお腹のくぼみにある感じです。私は「ほんの少し意思を持てばこの不快感を払拭できる」と考えている。

　Franz Kafka は，いかにして苦痛から逃れようとする苦悩に満ちた努力（例えば，渇望など）が，それ自体苦しみとなるのかを記述した。Kafka 曰く「あなたは，この世の苦しみから身を引くことで堪えられる。あなたはそのように振る舞うことを許されているし，それが自分の本能に自然に従った結果なのかもしれない。しかしおそらく，まさにそうした身を引いて堪える態度こそ，あなたが避けるべき行動だったのだ（Goldstein 2009）。

例2：部屋の中のモンスター

誰かの思考と感情に生じた変化を臨床的に描写するには，コミカルなイメージを利用するとよい。

状況1：ある女の子が自分のベッドの下にいる毛むくじゃらのモンスターを怖がっている。寝室に入るたびにモンスターがいないか確認し，いないとわかるとつかの間安心する。また，繰り返し両親から安心できる言葉をかけてもらいたがるが，両親は温かいミルクで娘の悩みを和らげようとする。

状況2：ある女の子が自分の部屋に毛むくじゃらのモンスターが住んでいるのを認識している。彼女が言う「こんにちは，ミスターモンスター。お茶はいかが？」。彼女はお客がいるとみなしながら，お茶会ごっこを続ける。女の子が不愉快な客の存在に動揺していないので，お茶会も中断されない。

状況1を物質使用障害に当てはめると：アルコール依存症の患者がある仕事に従事している。不安が彼の体を駆け巡り，心臓の鼓動が速まり，手に汗をかき，指がチクチクと痛み始める。「私にはこれはできない」という思いが，彼の意識を繰り返しよぎる。患者は自分のポケットの中の容器をつかみ，酒をぐいっとあおる。すると不安な考えや気分が鎮まる。

状況2を物質使用障害にあてはめると：状況1で見たのとほぼ同じ，情緒的，身体的，認知的経験を持つアルコール依存症患者がいるとする。彼が言う「私は『自分にはこれはできない』と思う」。彼は自分の身体感覚（心臓の鼓動が速く打っていること，手の発汗，指のチクチクした痛み）を自覚していて，どの体験も判断をくだすことなく言葉に表す。彼はそうした自らの体験を抑圧したり，変えたりせずに仕事を継続する。

🪷 物質依存におけるマインドフルネスに基づく介入

　マインドフルネスは物質使用障害治療において臨床的に効果のある介入とされてきているが，そのうちのいくつかについて本稿でレビューする。このトピックについては，複数の系統的レビューが出版されている（Chiesa and Serretti 2014,；Zgierskaら 2009）。また，コクラン・レビューがマインドフルネスに基づく介入の効果をさらに明確に示すと考えられている（Rosnerら 2015）。

　ChiesaとSerretti（Chiesa and Serretti 2014）は2011年11月までに出版された文献の包括的レビューを行っている。彼らが検討した24のマインドフルネスに基づく介入研究では，物質使用障害に対して横断的に，すなわちアルコール，覚せい剤（コカイン，メタンフェタミン），大麻，アヘン，ニコチンの障害についてマインドフルネスに基づく介入の効果が認められると結論づけた。また注目すべきなのは，マインドフルネスに基づく介入はオンラインでも対面形式でもアクセス可能であり，教育年数が少ない人を含む特定の集団に属する人々にも使えるものだということである（Davisら 2015）。さらにマインドフルネスに基づく介入は他の物質使用障害治療を補完できるという特徴がある。

1. アクセプタンス・コミットメント・セラピー

　アクセプタンス・コミットメント・セラピー（acceptance commitment therapy：ACT）はメタファー，マインドフルネスのスキル，経験の学習，そして価値的行動への導入を組み合わせたマインドフルネスに基づく治療である（Hayesら 1999）。ACTは，生じてくる非常につらい経験（思考，感情，感覚，記憶面で）に気づき，それを意識的に体験する価値ある活動を促す，すなわち，精神的柔軟性を

養う治療といえる。ACT は信念に異議を唱えたり，苦痛を止めたり，何が間違い
かを分析したりしようとしない。物質使用障害における ACT は，失敗の反芻やミ
スの繰り返しへの恐れに伴って生じる経験的回避をターゲットにしていると考えら
れる。

ACT は 6 段階のモデルに基づいている：

1. この瞬間—今，ここに集中する
2. 受容—困難な思考を前向きに経験する
3. 脱フュージョン—思考に支配されずに思考を観察する
4. 文脈としての自己—経験によって変わることのない存在
5. 価値—自分に取って何が重要かを発見する
6. コミットメント—人生において価値ある物事を追求する行動をとる

ACT の比喩の例（Heyes ら 1999 より改変）
バスに乗ったモンスター

あなたはバスに大勢の騒がしいモンスターたちを乗せて運転しているようなもの
だ。乗客のモンスターたちは，思考，感情，感覚，記憶だ。モンスターは大声で悪
態をつき，あなたの背後で丸めた紙クズを投げ，必要もないのに非常ブレーキを引
き，土砂降りの雨のなか窓を開け，挙げ句の果てにあなたの身体的安全を脅かして
いるのに「お前は俺たちが出会った中で最悪の運転手だ」などと言う。あなたはバ
スを停めて全ての厄介ごとやわめき声に対処することもできるが，一旦バスを停め
ると時間通りに目的地に着くことはできず，給料を貰えない。つまり，もしも乗客
たちを支配しようとすれば，自分の目的にたどり着くための制御を失うのである。

バスに乗ったモンスターの比喩を物質使用障害の治療に読み替えると

あなたは断酒を開始して間もない状態で，3ヵ月のリハビリ施設療養を終えて自
宅に戻り，復職しようとしている。あなたは食べ盛りの 3 人の子どもの優しい親だ。
あなたは自分が仕事に行ったときの状況がわかっている。人々が，あなたに 3ヵ月
の間どこにいたのかを聞くだろうということ，仕事の後の飲み会への参加を期待さ
れていることも。あなたは自分自身に言う「私は厳しく批判されるだろうという考
えを持ち続けている」。あなたは胸がつかえる感じや吐き気がすることに気づいて
いる。それでも，あなたは愛する子どもたちを食べさせることが大切だと思うので
仕事に行く。

前述したように，ACT は差恥心を低減させる治療法であり（Luoma ら 2012），様々
な物質使用障害に有効な治療だということ（Chiesa and Serretti 2014）が確認さ
れている。Lee らが ACT を使用した物質使用障害の治療の結果をメタ分析したと

ころ（Lee ら 2015），ACT を支持する小から中程度の効果が明らかとなった。特に臨床との関連性が認められたのは，現在のところアメリカ食品医薬品局（FDA）から承認された有効な薬理的治療法がない大麻と覚せい剤の使用障害における ACT の効能である。ACT はまた，女性の囚人といった特定の集団においても治療効果を上げている（Lanza ら 2014）。

2. 弁証法的行動療法

　弁証法的行動療法（dialectical behavior therapy：DBT）は，行動心理学とマインドフルネス実践，弁証法的哲学に基づいた1年間の治療プログラムである。DBT は個人，集団あるいは電話を通じてなど，どのような環境でも行うことができる。「弁証法的」であるということは，2つの拮抗する力，すなわち変化と受容の間でバランスをとりながら存在することである。物質使用障害の患者は全ての不快な経験を，場合によっては人生そのものを消去したいという強い衝動に駆られている。人生を価値のあるものにするためにネガティブな感情に陥らないようにしなければならない（前述した，価値観によって起こされる ACT の行動と一致する）。DBT は，マインドフルスキル，不快情動耐性，根本的受容を指導するモジュールがある。DBT は他のマインドフルネスに基づく介入と同じく，危険で，治療を妨害し，人生の目的と矛盾するような行動に意識を向けさせようとするかもしれない（Dimeff and Linehan 2008）。

　Linehan ら（Linehan ら 1999）は，複数の物質を使用する境界性パーソナリティ障害に対しランダム化比較試験で，DBT と TAU を行って比較した。DBT グループは，16ヵ月後の治療効果を確認するフォローアップの時点で，治療からの脱落者が少なく，薬物，アルコールを使用しない者の比率が高かった。

　また，他のランダム化比較試験では，アヘン代替療法を受けているアヘン使用者のグループに対して DBT と 12 段階のステップを課す包括的実証療法を行って比較した。1年後，双方のグループで薬物使用の低下傾向を示したものの，DBT 群だけが薬物使用の低下状態を調査期間の最終4ヵ月間も維持していた（Linehan ら 2002）。

3. マインドフルネスに基づく再発予防

　物質使用障害再発予防に低減法と認知療法を統合したマインドフルネスに基づく再発予防（MBRP）という方法がある。MBRP では，患者が（再発の）きっかけを認識し，渇望感への意識を高め，不快な身体的，感情的状態をマインドフルに受容できるように訓練する（Bowen ら 2011）。MBRP は渇望感の低減に効果を示し（Witkiewitz ら 2013），TAU と比較し物質使用の有意な低下を認めた（Bowen ら 2009）。

Bowen らによる大規模な（n=286）1 年間のランダム化比較試験では（Bowen ら 2014），再発予防のための MBRP と TAU，認知行動的再発予防法（cognitive-behavioral relapse prevention：CBRP）を行い，90 日間，飲酒と深酒を主要項目として調査した。著者らは，比較対照として CBRP を経験によって選択した。6 ヵ月の時点で CBRP と MBRP は TAU と比較して高い有効性がみられたが，12 ヵ月の時点では，MBRP の方がより長期的に効果の持続を示した点で，MBRP と CBRP の有効性の結果には差が出た。MBRP 群は CBRP 群と比較して物質使用をした日数が 31％少なく，深酒をしない傾向がより高い結果となった。

4. 12 ステッププログラム

12 ステッププログラムによる介入は，厳密にはマインドフルネスに基づく介入とはいえないが，その思想の根幹は，マインドフルネスと受容に基づいたプログラムである。Reinhold Niebuhr によって書かれた祈りの言葉を紹介する。

「神よ，変えられぬものを受け入れる平静さを与えたまえ。変えられるものを変える勇気を与えたまえ。そして，変えられるものと変えられぬものを見分ける知恵を与えたまえ」（Shapiro 2014）。

実際，12 ステッププログラムの第 1 段階は，その後のステップをしっかりとこなしていくために，根本的受容と自分の状態を素直に認めることなのである（Alcoholics Anonymous World Services, Inc. 2001）。マインドフルネスに基づく介入のレビューで，Chiesa と Serretti は 12 ステッププログラムを行っている患者を比較対照群として用いつつ，様々な調査によるデータを発表している（Chiesa and Serretti 2014）。

🪷 物質使用障害を治療する臨床家のためのマインドフルネスに基づく介入

臨床家もまた硬直した認知的，行動的なパターンに陥ることがある。エビデンスに基づく物質使用障害の薬理学的な介入法があるのにもかかわらず，多くの患者が治療につながっていないのである。その背景には新たな療法を試すことへの忌避感がある─おそらく新しいものより古いものの方が良いという思い込みや，知らないものへの不安があるのだろう。

Varra ら（Varra ら 2008）は，物質使用障害に対する薬理学的治療法のエビデンスに基づく作用と拮抗作用についての薬物・アルコールカウンセラーの対応を改善するのに ACT が有効かどうかを調査した。彼らは 59 名のカウンセラーをランダ

ムに ACT のワークショップに 1 日参加する群と，教育ワークショップに 1 日参加する群に分け参加させた。その後，両群ともに経験的に有効性が支持されている物質使用障害治療の 2 日間セミナーに参加した。ACT に参加したカウンセラーは 3 ヵ月のフォローアップの時点で薬理学的治療に患者を紹介する率が高く，新たな治療介入の試みに対する心理的障壁が低かった。著者らは，臨床家の柔軟な姿勢が物質使用障害治療に功を奏すると推測している。

今後の研究と省察のためのキーポイント

- マインドフルネスに基づく介入（MBIs）は，薬物使用から生ずる羞恥心，継続使用で起こる渇望，再発の防止を含む，物質使用障害の多くの要因の治療に役立つ。

- エビデンスに基づく MBIs には，アクセプタンス・コミットメント・セラピー（ACT），弁証法的行動療法，マインドフルネスに基づく再発防止法（MBRP）など物質使用の治療に効果的なものがある。

- MBIs を通じて教えられる心理的柔軟性は，エビデンスに基づく治療を行う側の臨床家にとって役立つ可能性がある。

References

Alcoholics Anonymous World Services, Inc.: Alcoholics Anonymous, Fourth Edition. New York, Alcoholics Anonymous World Services, 2001

Bowen S, Chawla N, Collins SE, et al: Mindfulness-based relapse prevention for substance use disorders: a pilot efficacy trial. Subst Abus 30(4):295–305, 2009 19904665

Bowen S, Chawla N, Marlatt GA: Mindfulness-Based Relapse Prevention for Addictive Behaviors: A Clinician's Guide. New York, Guilford, 2011

Bowen S, Witkiewitz K, Clifasefi SL, et al: Relative efficacy of mindfulness-based relapse prevention, standard relapse prevention, and treatment as usual for substance use disorders: a randomized clinical trial. JAMA Psychiatry 71(5):547–556, 2014 24647726

Brewer JA, Elwafi HM, Davis JH: Craving to quit: psychological models and neurobiological mechanisms of mindfulness training as treatment for addictions. Psychol Addict Behav 27(2):366–379, 2013 22642859

Chiesa A, Serretti A: Are mindfulness-based interventions effective for substance use disorders? A systematic review of the evidence. Subst Use Misuse 49(5):492–512, 2014 23461667

Davis JM, Manley AR, Goldberg SB, et al: Mindfulness training for smokers via webbased video instruction with phone support: a prospective observational study. BMC Complement Altern Med 15:95, 2015 25886752

Dimeff LA, Linehan MM: Dialectical behavior therapy for substance abusers. Addict Sci Clin Pract 4(2):39–47, 2008 18497717

Gifford EV, Kohlenberg BS, Hayes SC, et al: Acceptance-based treatment for smoking cessation. Behav Ther 35(4):689–705, 2004

Goldstein E: The one suffering you could avoid: Mondays mindful quote. Newburyport, MA, Psych Central, 2009. Available at: http://blogs.psychcentral.com/mindfulness/ 2009/11/ the-one-suffering-you-could-avoid-mondays-mindful-quote/. Accessed July 4, 2016.

Grow JC, Collins SE, Harrop EN, Marlatt GA: Enactment of home practice following mindfulness-based relapse prevention and its association with substance-use outcomes. Addict Behav 40:16–20, 2015 25218066

Hayes SC, Strosahl KD, Wilson KG: Acceptance and Commitment Therapy: An Experiential Approach to Behavior Change. New York, Guilford, 1999

Lanza PV, García PF, Lamelas FR, González-Menéndez A: Acceptance and commitment therapy versus cognitive behavioral therapy in the treatment of substance use disorder with incarcerated women. J Clin Psychol 70(7):644–657, 2014 24449031

Lee EB, An W, Levin ME, Twohig MP: An initial meta-analysis of acceptance and commitment therapy for treating substance use disorders. Drug Alcohol Depend 155:1–7, 2015 26298552

Linehan MM, Schmidt H 3rd, Dimeff LA, et al: Dialectical behavior therapy for patients with borderline personality disorder and drug-dependence. Am J Addict 8(4):279–292, 1999 10598211

Linehan MM, Dimeff LA, Reynolds SK, et al: Dialectical behavior therapy versus comprehensive validation therapy plus 12-step for the treatment of opioid dependent women meeting criteria for borderline personality disorder. Drug Alcohol Depend 67(1):13–26, 2002 12062776

Luoma JB, Kohlenberg BS, Hayes SC, Fletcher L: Slow and steady wins the race: a randomized clinical trial of acceptance and commitment therapy targeting shame in substance use disorders. J Consult Clin Psychol 80(1):43–53, 2012 22040285

Marlatt GA, Gordon JR: Relapse Prevention: Maintenance Strategies in the Treatment of Addictive Behaviors. New York, Guilford, 1985

McLellan AT, Lewis DC, O'Brien CP, Kleber HD: Drug dependence, a chronic medical illness: implications for treatment, insurance, and outcomes evaluation. JAMA 284(13):1689–1695, 2000 11015800

Nelson T: Big Wisdom: Little Book; 1,001 Proverbs, Adages, and Precepts to Help You Live a Better Life. Nashville, TN, W Pub Group, 2005

Rösner S, Willutzki R, Zgierska A: Mindfulness-based interventions for substance use disorders. (Protocol). Cochrane Database of Systematic Reviews 2015, Issue 6. Art. No.: CD011723. DOI: 10.1002/14651858.CD011723

Shapiro FR: Who wrote the serenity prayer? Chronicle Review April 28, 2014

Varra AA, Hayes SC, Roget N, Fisher G: A randomized control trial examining the effect of acceptance and commitment training on clinician willingness to use evidence-based pharmacotherapy. J Consult Clin Psychol 76(3):449–458, 2008 18540738

Westbrook C, Creswell JD, Tabibnia G, et al: Mindful attention reduces neural and selfreported cue-induced craving in smokers. Soc Cogn Affect Neurosci 8(1):73-84, 2013 22114078

Whiteford HA, Degenhardt L, Rehm J, et al: Global burden of disease attributable to mental and substance use disorders: findings from the Global Burden of Disease Study 2010. Lancet 382(9904):1575-1586, 2013 23993280

Witkiewitz K, Bowen S, Douglas H, Hsu SH: Mindfulness-based relapse prevention for substance craving. Addict Behav 38(2):1563-1571, 2013 22534451

Zgierska A, Rabago D, Chawla N, et al: Mindfulness meditation for substance use disorders: a systematic review. Subst Abus 30(4):266-294, 2009 19904664

（梅景　正）

Chapter 10：マインドフル・イーティング

Kerry Ellen Wangen, M.D., Ph.D.

食物を汝の薬に，薬を汝の食物とされよ

Hippocrates

　アメリカ疾病予防管理センターは，アメリカ成人の70.7%が肥満であると見積もっている（Centers for Disease Control and Prevention 2013-2014）。そして肥満は全ての年齢層，収入層，そして人種に生じている。社会的にも大きな問題となっているのにもかかわらず，効果的にかつ安全に体重減少を維持する方法は存在しないと言ってよい。さらに，精神疾患患者の肥満率は高く，疾患による症状や他の問題のために，肥満に対する治療を受ける機会も少ない。多くの精神疾患に対する治療薬が食欲を増進させ，そのため体重増加の結果に至ることもこの肥満問題の一因である。DSM-5における過食性障害（American Psychiatric Association 2013）の追加は，神経性大食症と過食性障害，そして診断基準を満たさない肥満において，過食行動の診断と治療への注目を集めている。精神科医のあいだで精神的にも身体的にも健康であるために体重減少への支援が必要と考えられるようになっている。

　食べるという体験にマインドフルネスを持ち込むこと(マインドフル・イーティング）は，不健康な食生活を減らすことに役立つ。またマインドフル・イーティングの訓練は安全でありコストも低く，過食や肥満を減らし，体重減少や健康的な体重の維持に効果的であると期待される。マインドフル・イーティングの詳細を**表1**に示す。最初の説明を受けた後，実際にマインドフル・イーティングを自宅で開始することになる。マインドフルネスの指導者からの具体的なサポートや相談がマイン

表1 マインドフル・イーティング

- 食べる際に他の活動を避ける（話す，読む，テレビを見る，運転するなど）。
- ゆっくりとしたペースで食べる。
- 身体の感覚（味，空腹感，満腹感）思考（食べたい欲求について，好き嫌いについて，食べ物への評価）感情（不安，興奮，喜び，何も感じない感覚）に気づく。
- 視覚，嗅覚，味覚，そして食べ物の質感に注意を払い，気づきをとどめておく。
- 食べることへの瞬間瞬間の体験にとどまり，心がさまよい始めたら食べる体験へと戻る。
- 食べている間の身体に起こることに対して，評価をせずに好奇心と興味を持つ。
- 食べる前と後の時間にも注意を払う。

ドフル・イーティングを身につけるために役立つだろう。マインドフル・イーティングは安全なので，小さな子どもや小中高校生にもリスクなく導入できる。また幼少時の食生活は大人になっても継続されるので，マインドフル・イーティングは生涯を通じて役立つ可能性もある。

　ここでは，マインドフル・イーティングの起源を振り返る。そしてマインドフルネスがいかに食行動を変えるかというメカニズムを考え，マインドフル・イーティングを臨床で活用する方法について，またマインドフル・イーティングの活用の研究について論じ，そして様々な臨床場面での患者指導について述べる。

🪷 マインドフル・イーティングの歴史

　マインドフル・イーティングはアメリカの Jon Kabat-Zinn による「Full Catastrophe Living（マインドフルネス・ストレス低減法）」(1990) ではじめて紹介された。彼が開発したマインドフルネス・ストレス低減法（mindfulness-based stress reduction：MBSR）はマインドフル・イーティングを含む，マインドフルネス研究の手法である。食事にマインドフルネスを応用する考え方は仏教の教えがルーツとなっており，何世紀にもわたって仏教徒によって実践されている。マインドフル・イーティングの仏教での実践とその歴史については「Savor：Mindful Eating, Mindful Life」*（Nhat Hanh and Cheung 2010）で紹介されている。西洋で知られているマインドフル・イーティングは食欲，食事，身体の欲求，そして良い食行動を妨げる思考と行動にフォーカスしている。

---

* 邦訳「味わう生き方」大賀英史訳，木楽舎，2011

🪷 マインドフルネスが食行動に与える影響

　過食の原因は様々である。心理的，身体的理由で，あるいは社会的な影響，習慣，または外的な環境刺激が引き金となることもある。例えば空腹感，食べ物への渇望，食べ物に対する快の反応経験，食べる，食べないという行動を決定する動機，または食べることから期待できる利得など，心理的なプロセスを踏んで実際の行動に至る。つけ加えて，満腹感や外的な刺激により食べるのを避けること，また満足感によってなど，食べることをやめることについても心理的プロセスが存在する（Frenchら 2012）。マインドフル・イーティングは，食べ始めたり食べ終わったりするとき，そして食べようと決めたり食べないようにしようと決めたりするときに効果を発揮するだろう。食べる前，食べている途中，そして食べた後にマインドフルネスを実践すると，身体が求める食べ物を選択したり，また健康に悪い食べ物を食べるなどの望ましくない行動や過食を回避するのに役立つであろう。

　心身医学理論では，身体的な空腹感と情動的欲求を区別する能力が低下している人は過食や病理的な食行動につながることを示唆している。例えば不安や悲しみなど，望まない感情の状態では気持ちを紛らわせるために食べ物や飲み物を摂ったり，また，喜びや他者とつながっている感覚などの望ましい感情を求めて，意識的，または無意識的に過食することがある。感情が理由で食べること自体は必ずしも病的ではないが，過度な場合は問題のある食行動や慢性的な過食にもつながるであろう。マインドフル・イーティングは，食事前や食事中に，身体感覚と感情状態をつながらないようにしてくれる。つまり，食行動を変えてくれる。

　調整不全理論（dysregulation theories）では，空腹感や満腹感に気づきにくい人がいると説明する。この認知の欠乏は過食や気晴らし喰いの以前の問題かもしれないし，いつも意識しないでいることによるものかもしれない。マインドフル・イーティングは，空腹感や満腹のサインに気がつきやすくさせてくれ，より調整の取れた食事ができるようになる。マインドフルに食べることで，時間をかけて食事ができるようになり，グルカゴン様ペプチド，コレシストキニン，またはペプチド YY などの胃腸ホルモンによって，満腹感が持続する。またマインドフルネスは腹部膨満や食欲の消失などの身体的な感覚を鋭敏にする。こういった感覚に気がつけるようになると，食事の量，ペース，内容を考えられるようになる。身体的に満腹になるまで食べる代わりに，空腹感が満たされた時点で食べるのを止めることもできる。もし自分の満腹感に気がつき，そこで食べるのを意識的に止めることができれば，食べ物を摂取する量を減らせるであろう。そして胃から食道への逆流や腹部の痛みなど望ましくない結果が生じる食べ物に注意するようになり，そして今後のより良い食べ物の選択をできるようになるだろう。

　外部性理論（externality theories）は，食物の刺激に敏感な者に対する理論であ

る。食べ物が見えたり，香りがしたり，または食べ物の話で敏感となり，空腹でないときにも食べたり，健康的でない食物を避けられなかったり，または過食などが生じる。アメリカでは，食物は食品店やレストラン以外でも様々な状況で手に入れることができる。例えば自動販売機，食品店以外の店，ファースト・フード店，コンビニエンスストア，ガソリンスタンド，または路上販売などである。食べ物がいたるところで視界に入るので，空腹でなかったとしても，視覚で食べ物に反応してしまう者にとっては難しい状況となる。その中でも衝動性の高い者は，必要以上に頻繁に食べてしまうだろう。マインドフル・イーティングを学ぶことで，外的な刺激からの衝動を抑えられ，問題ある食行動をコントロールし，そして感情的，心理的，身体的な健康を高めることができるであろう。

　マインドフル・イーティングは，食行動に関する心理学的，身体的な情報，食べたくない気持にさせる外部刺激に関する情報をたくさん提供してくれる。それによって，食事の前後や無意識に食事しているなかでも潜在的にある自分の思いに気づかせてくれ，どのようにしたら食事をコントロールできるのか示唆を与えてくれる。その示唆は，苦痛を作り出し健康に悪影響を及ぼす食行動を解決するための希望となるであろう。どのようにして過食や病的な食行動が日常生活の中で生じるのかという問題への気づきが増すことで，食行動の変容が起こるのである。

　上記は，マインドフルネスの訓練を受けたメンタルヘルスの専門家との話し合いやサポートを受けることで，自分の食行動への内省はさらに明確となるだろう。専門家は，患者の考えや動機の根本について十分に話し合い，また役立つ行動変容のための計画を立て，モニタリングを行う。例えば，食べることに関するトラウマ経験や，食べ物に困った経験，身体の大きさのことでいじめを受けた経験などは現在の食行動パターンや食べ物や身体に関する考え方に影響を与える。マインドフル・イーティングを通じて自らの食行動に関して理解を深めたり，メンタルヘルスの専門家から援助を受けることは，患者の過去の体験を処理し，食行動の変容を助力するであろう。

　マインドフル・イーティングによる介入は，むちゃ喰い，体重過多，または肥満を引き起こす過食の心理的，身体的，または行動的原因に合わせて行う。マインドフル・イーティングは，過食，むちゃ喰いから，血糖値や体重コントロールによる身体的健康を改善させるための健康な食生活をできなくさせる原因となる過去の経験や考え方に気づくための助けとなる。マインドフルネスは食べる量を健康的なレベルに制限する力を高めるであろう。メンタルヘルスの専門家は，患者自身が気づきを得て行動を変化させるきっかけを作り出すためにはどのようにしたらよいか，支援できる。サポート・グループも，マインドフル・イーティングの実践を生活に取り入れ，維持できる技術を高めてくれるだろう。

🪷 マインドフル・イーティング　指導のプロトコル

　マインドフル・イーティングの指導方法や様々な疾患に対するマインドフル・イーティングの効果に関して，数多くの研究が行われている。そしてその結果も様々である。研究対象は，摂食障害患者，摂食障害を伴うまたは伴わないむちゃ喰い体験者，肥満患者，肥満外科治療を受けようと考えている患者，Ⅱ型糖尿病患者などである。この研究では，マインドフルネスの一般的なグループ・セッションでマインドフル・イーティングが指導されている。マインドフルネスの訓練のレベルや，マインドフル・イーティングへの集中度は様々である。マインドフルネスのほかの要素，例えば苦痛に対する耐性を高めたり受容のスキルを身につけたりする要素が含まれている研究もある。

　マインドフル・イーティングの研究で最も頻繁に使われているセラピーには，MBSR，アクセプタンス・コミットメント・セラピー（acceptance commitment therapy：ACT），弁証法的行動療法（dialectical behavior therapy：DBT），マインドフルネス認知療法（mindfulness-based cognitive therapy：MBCT）そしてマインドフルネスを基盤とした食への気づき訓練（mindfulness-based eating awareness training：MB-EAT）が含まれる。MB-EAT は他の方法よりも認知度が低く，本書では Kristeller ら（2014）を参考にしている。MB-EAT のセッションは，マインドフルネスのスキルを開発することに焦点が当てられている；患者は毎週のマインドフル・イーティングに関する訓練に参加し，自宅での訓練と毎日のマインドフルネス瞑想が課題となっている。MBSR，ACT，DBT，そして MBCT は一般的なマインドフルネスのスキルを開発することに焦点を当てており，マインドフル・イーティングを特別に集中して取り扱ってはいない。今日までに実施された研究では，特にマインドフル・イーティングを含むセッションの数やセッション間の訓練内容は多様である。

🪷 マインドフル・イーティングの研究

　マインドフル・イーティングに関する研究は急増傾向にある。大学生，肥満成人，摂食障害の患者など，様々な被験者を対象とした研究が行われている。また研究で使用される訓練方法も様々である。

　Wanden-Berghe ら（2011）は，神経性無食欲症，神経性過食症，過食性障害を含む摂食障害と診断された患者を対象にした 8 つの研究についてシステマティック・レビューを行った。8 つの研究では，一般的なマインドフルネスによる介入あるいは MBCT，DBT，または ACT のような認知行動療法的なマインドフルネスのプロトコルを使用している。Wanden-Berghe らは，摂食障害に対するマインド

フルネスを基盤とした治療は効果的であると結論づけている。むちゃ喰いや感情的摂食の減少，食に対する態度の変容，空腹感や満腹感への気づきの増加など，マインドフルネスの有効性を示す評価項目における効果にはそれぞれの研究で差があった。

O'Reilly ら（2014）は，過食，感情的摂食，そして外部刺激による食行動などの，肥満関連の行動に対するマインドフルネスを基盤とした介入法の効果について調べた。彼らの文献レビューでは，嗅覚や視覚情報，そして食べ物に対する会話などの外部刺激に関連した食行動は，外部刺激による食行動（external eating）として説明されている。レビューされた 21 の研究では，MBCT，MBSR，ACT を含む様々な認知行動的なマインドフルネス，またはいくつかのマインドフルネスの訓練を組み合わせて使用している。肥満関連の食行動に対するマインドフルネスを基盤とした介入には，中から大の効果量があり，改善が 86％ にみられた。過食，感情的摂食，そして外部刺激による食行動における改善が最も大きく，体重の増減について触れた 10 の研究のうち 9 つでは，効果量は小さいものの，体重に対しても良い効果があった。

過食，感情的摂食，体重減少等の過食行動におけるマインドフルネス瞑想の影響に関する文献を調べた 14 の研究について，Katterman ら（2014）が行ったレビューでは過食経験のある肥満外科治療を受けた患者，治療を受けている II 型糖尿病患者，またストレスにより食の問題が生じている患者等が対象となった。マインドフルネスの訓練の量や種類はそれぞれの研究によってばらつきがあった。Katterman らは，マインドフルネスによる介入が，過食，感情的摂食を減少させたと結論づけた。また介入後の体重変化は，小さいか有意ではなかったが，体重減少が主要な結果であった研究では，前向きな変化が起きたと報告している。

Godfrey ら（2015）により過食性障害のあるまたはないむちゃ喰い行動の患者に対するマインドフルネスを基盤とした介入研究について，レビューとメタ分析が報告されている。この分析がなされた 19 の研究では，MBCT，DBT，ACT，MB-EAT，MBSR，そしてそれらの応用を含む様々な方法が，マインドフルネスの訓練として使用されている。Godfrey らは，マインドフルネスによるむちゃ喰いの減少については，中の上，あるいは大の効果があると報告している。結論として，むちゃ喰いに対してマインドフルネスを基盤とした介入は効果的であるとしている。

上記のレビュー以降，さらに研究が報告されている。Ouwens らは，肥満外科治療の対象である 335 名の肥満男性と女性について，食事制限，感情的摂食，そして外部刺激による食行動を含む食行動のスタイルとマインドフルネスの関係を調べた。その結果，マインドフルネスは食行動の制限と関連し，また感情的摂食や外部刺激による食行動の減少と関連があることを見出した。Manson ら（2016）は，治験（Stroke Hyperglycemia Insulin Network Effort：SHINE）に参加した 194 名

の肥満成人において，マインドフルな食事，甘味菓子の消費，そして空腹時血糖に対しマインドフルネスを基盤とした介入がどういった影響を与えるかを調べた。被験者は，MB-EAT によるマインドフルネスの訓練を受けるまたは受けない 5 ヵ月半にわたるダイエットと，運動のプログラムに参加した。マインドフルネスの訓練を受けないグループは，ストレス軽減のための認知行動療法とリラクセーションを学んだ。その結果，マインドフルな食事の増加は，甘味菓子消費の減少と空腹時血糖値の低下と関連があることが明らかとなった。マインドフルネスの訓練を受けるグループは，マインドフルな食事の向上とベースライン時の空腹時血糖値を 12 ヵ月後も維持していた。一方，マインドフルネスの訓練を受けないグループでは 12 ヵ月後の空腹時血糖値は増加していた。

　これらの研究の解釈が難しいところは，マインドフル・イーティングの訓練方法がまちまちであるということである。マインドフル・イーティングのプロトコルも様々で，1 度しか教示を行わないセッションの研究もあれば，研究期間中に毎週訓練を行う研究もある。また，一般的なマインドフルネスのスキルを身につけるために費やされる時間もばらつきがある。オリジナルのマインドフルネス訓練を行う研究もあるが，多くの研究がマインドフルネスを基盤とした MBSR，MBCT，DBT，ACT などの確立された方法を用いており，それを 1 セッションないし数セッションを食べることに応用している。これらの確立された方法には，苦痛に対する耐性や受容のスキル等の他の要素も含んでいる。現段階では，最も良いマインドフルネスの方法，回数，患者層の違い，マインドフルな食事，または食行動を最も適切に測れる尺度は明らかとなっていない。

　様々なマインドフルネス訓練のどの要素が最も望まない食行動をやめさせと体重を適正にする方向に影響するかについて，今後も研究が必要であろう。摂食障害と診断された患者，または診断基準には当てはまらないものの，感情的・身体的に不健康な影響を及ぼす食行動をする患者など，異なった患者層における研究も必要である。プロトコルごとに，異なった患者層に違った効果をもたらすであろうし，対象の評価項目も異なるであろう。また臨床研究で得られた知見をいかに解釈するかについての研究も必要となる。マインドフル・イーティングに関しての一連のエビデンスは，まだ多くはないものの，食べる際のマインドフルネスは特に過食などの望まない食行動を変容させる可能性を秘めているといえよう。一方で現段階では，マインドフル・イーティングが体重の減少に良い影響を与える可能性は示唆されていない。MB-EAT でそうであるように，マインドフル・イーティングの訓練はプロトコルの中で，グループのセッションで，あるいはセッション間の自宅での練習として，もっと取り扱われる必要はあるかもしれない。食べること，あるいは食べないことは，社会的，感情的，身体的，そして外的な刺激に影響を受けるので，問題解決のために患者は個人的なサポートを専門家から受ける必要があるであろう。

マインドフル・イーティングのスキルは，栄養学の教育，個人セラピー，また体重管理スキルなどの他の方法との併用でさらに効果が得られる場合もある。

マインドフル・イーティングの臨床応用

　今日まで行われたマインドフル・イーティングの研究は，グループでの介入に焦点を置いている。グループメンバーから学んだり，メンバー間でのサポートを促すので，メンバー間のつながりを高め，費用対効果も高い。また，地域特性にもよるが，MBSR，MBCT，ACT，そしてDBTなどを使ったグループ・セラピーに患者を紹介することもできる。

　患者はマインドフル・イーティングの技術を，特にマインドフル・イーティングの訓練を受けた専門家から，マインドフルネスの個人セッションを通じて強化することができる。患者はセッション以外での練習を，フォローアップ・セッションで行う。個人セッションでは，マインドフルネス実践で生じる過去のトラウマや強い感情等の壁について取り組むこともできる。それらはグループ・セッションでは話しにくいことかもしれないし，またマインドフル・イーティングの実践を取り入れる抵抗につながるかもしれない。今日までの研究を基盤にすると，食に関する悪習慣や肥満の問題を持つ患者は，遺伝的要素や過去の環境，また現在の食行動における様々な課題を持っている。治療家は食べる際のマインドフルネス介入にターゲットを絞り，個々の患者に特有のニーズに対して訓練をすることで，患者の感性に影響を受けた食事，衝動性，外部刺激による影響に対して手助けが可能になるであろう。個人セッションは，その患者の異議のある考えや，望まない食行動の減少を妨げているその他の障壁にターゲットを絞ったマインドフル・イーティング実施の機会をさらに与えてくれるであろう。

　食の問題に対して特に役立つマインドフルネスの基本的な教示に，RAINと呼ばれるものがある。RAINは気づく（Recognize），受容する／許容する（Accept/Allow），調べる（Investigate），評価をしない（Nonjudgement）というプロセスの略語である。RAINはInsight Meditation Society Retreat CenterやSpirit Rock Meditation Center（所在地やWebページは巻末を参照）のvipassanā瞑想の指導者たちによって提供されている概念である。**図1**でRAINの4つのステップから成り立つ要素をまとめる。これは容易に覚えやすく，洞察をもたらし，また今の瞬間の受容や処理を手助けする。

　セラピーの焦点がマインドフルネス，あるいはマインドフル・イーティングでなかったとしても，単にマインドフルネス訓練を紹介するだけでも患者に意欲的に学ぶすばらしい機会を与えるであろう。マインドフル・イーティングのワークは，レジデント・レクチャーやグループ・セラピー，患者向け教育の授業，または様々な

気づき (Recognize)	今の瞬間に起こる身体感覚，思考，そして感情に気づく
受容 / 許容 (Accept/allow)	身体感覚，思考，そして感情を変えようとしたり押しのけようとせず，そのままにする
調べる (Investigate)	生じてくる身体感覚，思考，そして感情を好奇心と興味をもって調べる。注目していると，それらは時間と共にどう変化していくのだろうか？
評価しない (Nonjudgement)	生じてくる批判や評価を手放し，瞬間瞬間の体験にとどまる

図 1 RAIN による食の問題に役立つマインドフルネスの教示

状況で実施可能である。食べることに十分注目することで，驚くべき豊かな経験をしたという報告も聞かれる。マインドフル・イーティングを紹介するときに，葡萄かレーズンを使用するのが一般的である。もちろん別の果物などを使用しても良いであろう。マインドフル・イーティングの実際の進め方を次に示す。全体を通じて，できるだけゆっくりと進めることが大切である。食事に 8 〜 10 分の時間をかけると良い。食べるプロセスに生じる自分の思考や感覚を静寂の中で客観的に観察することで患者に洞察が生まれる。もし数分でも時間に余裕があれば，参加者に感じたこと，または練習中に生じた感情を含む体験を詳細に書き出してもらうのも良いであろう。

マインドフル・イーティングのスクリプト（見本）

- ●手の届くところに葡萄を1粒おきましょう。
- ●目を閉じ1, 2度深呼吸をしましょう。息を吸うたびにお腹が膨らむままに，息を吐くたびに緊張やストレスが抜けていくままにしましょう。
- ●まず，足先から足首に意識を向けましょう。そして脚へ，胴体へ，腕・手へと意識を移しましょう。全身で椅子の上に座っていることを感じ，呼吸と共に身体の緊張を抜いていきましょう。
- ●では，口に注意を向けましょう。今，口の中に何も入っていない状態での味，口の中の感覚に意識を向けましょう。葡萄を食べることを考えて口から唾液がでているでしょうか。
- ●口の中に葡萄を入れましょう。そのまま噛まずに目を閉じましょう。
    - ●何に最初に気づきますか？
- ●葡萄の形,質,そしてまだ噛みませんが何か味がするか感じ取ってみましょう。
    - ●舌のどこが一番強く味を感じますか？
- ●そして一度，歯で葡萄を噛んでみましょう。どんな変化がありますか？
    - ●今どんな考えが意識にありますか？
- ●意識を集中できたら，葡萄をゆっくり，しっかりと噛んでみましょう。
- ●少なくても15回は噛んでみましょう。
- ●飲み込む準備ができたら，飲み込んでその時の感覚に注意を向けましょう。
    - ●この瞬間どう感じていますか？　もう一つ食べたいという気持ちはありますか？
    - ●集中して食べるのは,いつも通りに食べているのとどう違うでしょうか？
    - ●これと同程度のマインドフルネス感覚で一食全部食べてみるとしたら，どう感じるでしょうか？
- ●食べ終わったら，目を開けましょう。

　葡萄（あるいは別の果物など）を使ったこのマインドフル・イーティングの練習を広める方法として，同じような練習に甘味料を使ったフルーツ味のキャンディーを使っても良い。自然の甘味と人工甘味料を比較することができるほかに，自然の風味と人工の風味を比べることもできる。この練習では，加工されて精製された甘味料がいかに不快で刺激が強いか比較されるので，驚きすら感じるであろう。食べる経験に注意を向けるだけで,驚くべき体験をしたと体験者からは報告されている。
　個人セラピーやグループ・セラピー以外に，独学でマインドフル・イーティングを学ぶための様々なサポートがある。マインドフル・イーティングセンター（The Center for Mindful Eating）のサイトに，ガイドライン，オンラインセミナー，資

料などの情報が掲載されている。また書籍も役立つであろう。

自習のための参考書

Susan Albers: Eating Mindfully: How to End Mindless Eating and Enjoy a Balanced Relationship with Food. New Harbinger Publications, 2012

Thich Nhat Hanh, Lilian Cheung: Savor: Mindful Eating, Mindful Life. HarperOne, 2011（大賀英史訳：味わう生き方．木楽舎，2011）

Jan Chozen Bays: Mindful Eating: A Guide to Rediscovering a Healthy and Joyful Relationship with Food. Shambhala, 2009

🪷 マインドフル・イーティングを学ぶ際の問題

　マインドフル・イーティングを指導し実践することにはいくつかの共通する壁がある。まず，患者の地域にマインドフル・イーティングのグループやマインドフル・イーティングを指導する専門家がいない場合がある。あるいは，患者の経済的な理由でケアを受けられない場合もある。そういった場合は書籍やサイトの情報が，マインドフル・イーティングの実践にあたって役立つであろう。

　次に，患者が大きなライフ・イベントによるストレスや強い感情の影響を受けて食べている場合，彼らはマインドフル・イーティングの実践に抵抗を示すであろう。あるいは食行動を通じて，大きなライフ・イベントによるストレスや強い感情に負けてしまうかもしれない。そういった患者はメンタルヘルスの専門家と協力してストレスへの対処スキルを高めたり，感情処理を促す必要がある。これによりスムーズにマインドフル・イーティングに取り組むことができるであろう。

　これまでの行動を変えるために新しいことを学んで実行することを難しいと感じる患者は多い。変化への対応力を調べるために，患者に動機づけ面接を実施することも役立つであろう。支持的で評価することのない空気，そしてマインドフル・イーティングの柔軟な計画が，患者自身の欲求とゴールを見出すことに役立つであろう。マインドフル・イーティングの実践を導入することに関して，具体的で明確，達成可能な目標を設定することが非常に重要である。

　マインドフルネスは，実践するにつれより深まっていく。食事の最初だけあるいは週に1度の食事にマインドフルネスを実践するなどが最初の目標としては適当であろう。運転をしながら，またはテレビを見ながら食べない，あるいは週に数回静かに食事をするというゴールを設定する者もいる。食べる際のマインドフルネスが深まるにつれて，目標のレベルが上がり難しくなってくる。マインドフル・イーティングへの抵抗となる自己判断や内的な批評の潜在力を下げることが非常に重要である。毎週現実的な目標設定をすることが，マインドフル・イーティング実践の成功を高めていくであろう。

今後の研究と考察のポイント

- 食行動へのマインドフルネスの応用は、摂食障害や過食性障害、肥満に悩む患者に対して負の食行動を減少させる可能性を秘めている。

- マインドフル・イーティングは、健康的な体重管理（適正体重に到達しそれを維持すること）に役立つ、また食べることに対する良いイメージを持つことを促すであろう。

- マインドフル・イーティングは、食べることや過食に影響を与える身体、感情、心理的な要素への気づきを深める。また食習慣を変えるためのスキルを与え、健康度を高めることに役立つと思われる。

- マインドフル・イーティングは、日々の瞑想を実践している場合にさらに効果があるように思われる。日々の瞑想はマインドフルネスのスキルを高めるのに役立つ。

- マインドフル・イーティングのスキルを身につけること、またはその実践は、瞑想の訓練を受けたメンタルヘルスの専門家と共に取り組むことでより効果的になる。

References

American Psychiatric Association: Diagnostic and Statistical Manual of Mental Disorders, 5th Edition. Arlington, VA, American Psychiatric Association, 2013

Brach T: True Refuge: Finding Peace and Freedom in Your Own Awakened Heart. New York, Random House, 2013

Centers for Disease Control and Prevention: CDC National Center for Health Statistics, 2013/2014. Available at: www.cdc.gov/nchs/fastats/obesity-overweight.htm. Accessed June 20, 2016.

French SA, Epstein LH, Jeffery RW, et al: Eating behavior dimensions: associations with energy intake and body weight. A review. Appetite 59(2):541–549, 2012 22796186

Godfrey KM, Gallo LC, Afari N: Mindfulness-based interventions for binge eating: a systematic review and meta-analysis. J Behav Med 38(2):348–362, 2015 25417199

Kabat-Zinn J: Full Catastrophe Living: Using the Wisdom of Your Body and Mind to Face Stress, Pain, and Illness. New York, Delacorte, 1990

Katterman SN, Kleinman BM, Hood MM, et al: Mindfulness meditation as an intervention for binge eating, emotional eating, and weight loss: a systematic review. Eat Behav 15(2):197–204, 2014 24854804

Kristeller J, Wolever RQ, Sheets V: Mindfulness-based eating awareness training (MBEAT) for binge eating: a randomized clinical trial. Mindfulness 5(3):282–297, 2014

Mason AE, Epel ES, Kristeller J, et al: Effects of a mindfulness-based intervention on mindful eating, sweets consumption, and fasting glucose levels in obese adults: data from the SHINE randomized controlled trial. J Behav Med 39(2):201–213, 2016 26563148

Nhat Hanh TN, Cheung L: Savor: Mindful Eating, Mindful Life. New York, HarperCollins, 2010

O'Reilly GA, Cook L, Spruijt-Metz D, Black DS: Mindfulness-based interventions for obesity-related eating behaviours: a literature review. Obes Rev 15(6):453–461, 2014 24636206

Ouwens MA, Schiffer AA, Visser LI, et al: Mindfulness and eating behaviour styles in morbidly obese males and females. Appetite 87:62–67, 2015 25478687

Wanden-Berghe RG, Sanz-Valero J, Wanden-Berghe C: The application of mindfulness to eating disorders treatment: a systematic review. Eat Disord 19(1):34–48, 2011 21181578

（鈴木孝信）

Chapter 11：マインドフルネスとテクノロジー

Matthew Diamond, M.D., Ph.D.
Patricia Zheng, M.D.
Sarah Zoogman, Ph.D.

> じっと座って観察すると，自分の心に落ち着きがないことがよくわかる。（略）
> じっくりと時間をかければ落ちついていき，（略）あるとき突然，直感が花ひ
> らく。物事がクリアに見え，（略）いまこの瞬間が隅々まで知覚できるように
> なる。いままで見えなかったものがたくさん見えるようになる。
>
> Steve Jobs (Isaacson 2015 から引用)

　テクノロジーは現代社会の骨格を築き，平均寿命を延ばし，暮らしを快適にして
きた。情報の共有や処理における近年の発展は，飛躍的な成長をみせ，モバイルテ
クノロジーの急速な導入は，コミュニケーションのあり方やモノとのかかわり方を
劇的に変えた。結果として，起きている時間の大半はデバイスの画面を見て，ネッ
トを介したやりとりがほとんどになっている。

　現代テクノロジーには多くの利点があり，総合的に生産性を増やしてきたが，テ
クノロジーの利用（あるいは特にその誤用）によって意識を今この瞬間から遠ざけ
てしまい，精神的な体験や身近なことに気づけないようになってしまう可能性があ
る。これらの影響は，確実に私たちのマインドフルネスを損なう。しかし，テクノ
ロジーはマインドフルネスを妨げもするが，うまく活用すればマインドフルネスを
強化することもできる。マインドフルネスは，私たちとテクノロジーのかかわりを
媒介する道具として用いることができるのである。

ここでは，スマートフォンに代表されるような，インターネットを基盤としたテクノロジーやモバイルテクノロジーに焦点をあて，以下の3つの課題について述べる。①どのようにすれば，テクノロジーとうまくつきあえるようにマインドフルネスを用いることができるか？　②マインドフルネスを強化するようなテクノロジーの使い方とはどのようなものか？　③テクノロジーの革新を発展させるようにマインドフルネスを用いることができるか？　テクノロジー革新の巨大な領域についての初期の研究を紹介し，人とテクノロジーとの関係を媒介するマインドフルネスについて実践的となるよう解説する。また，いくつかのアイテムは，テクノロジー革新のスピードによってすでに出版時には時代遅れになってしまっている可能性もあるが，マインドフルネスに関連するデバイスやアプリケーションを紹介する。

日常生活のテクノロジーをマインドフルに用いる

　2014年，平均的なアメリカの成人は，1日の起きている時間のうち，11時間以上を，電子メディアに向かって費やした（Nielsen 2015）。そのほとんどが画面を通して使うメディアである（Nielsen 2015）。8〜18歳の子どもたちでは，1週間あたり平均50時間以上を学校の授業以外にネットを介したやりとりにあてているとされる（Rideoutら 2010）。10代の若者の73％はスマートフォンを所有し，24％は「ほとんど常に」インターネットを使っていると報告している。そのうち，女子ではソーシャルメディアを利用する時間が多く，男子はオンラインゲームに時間を割いている（Lenhart 2015）。10代の若者は，人とのコミュニケーションに，直接やりとりするよりも携帯電話のテキストメッセージを使う方が多いと報告されている（Lenhart 2012）。

　特に若者の間で，引き起こされると考えられるインターネットの過剰利用によるネガティブな影響は多く報告されており（Lam 2014；Morenoら 2011；Strasburgerら 2010），インターネット依存症はDSMに追加されるべきだという議論もある（Block 2008）。米国小児科学会は「過剰なメディアの利用は，注意の問題，学校不適応，睡眠障害，摂食障害，肥満につながる」と報告した（American Academy of Pediatrics 2015）。表情を読む力などの対面でのコミュニケーションスキルや，相手の感情を汲み取る力が，電子メディアを使いすぎて苦手になっている可能性について関心が高まっている（Giedd 2012）。インターネットの不適切な利用や，使いすぎのために，悪影響がある一方で，最新テクノロジーの教育への導入や，デジタルメディアがもたらした革新的な機会は，有意義なものである。（Higginsら 2012）。

　最新テクノロジーが生活の中心的な役割を担っていることを考慮すると，どのようにすればテクノロジーをマインドフルに使うことができるのか考えることが大切

である。カリフォルニアのウッドエイカーにあるスピリットロックという瞑想セン
ターでは，年間を通して講座や瞑想が提供されており，参加者は電話やインターネッ
トの使用を控えるように指導される。モバイルテクノロジーやインターネットから
距離を置くことには，多くのメリットがある。例えば，テクノロジーとの関係につ
いて洞察が得られることもある。実際，テクノロジーを制限し自然のなかで過ごす
ことで，メディアの過剰消費の影響を和らげることができるといういくつかのエビ
デンスもある（Uhlsら 2014）。しかしここでは，ネットを生活から切り離すよりも，
あらゆるものがネットで接続されている環境下で，いかにテクノロジーを賢く使う
かに焦点を当てる。ここでの課題は，テクノロジーから意識をそらすよりも，マイン
ドフルな生活のために積極的にテクノロジーを利用することにある。

　まずは治療者として，テクノロジーをうまく使いこなせているかを自己評価する
必要がある。私たちはそれぞれ，立ち止まり，自分自身に問いかけるべきである：
どのくらいスマートフォン，パソコン，インターネットを使っているだろうか？
どのくらいメールを確認しているだろうか？　これらのテクノロジーとのかかわり
は，自律神経系，感情状態，1日の活動を方向づけていないか？　毎日のテクノロ
ジーへのアクセスが制限されると著しくストレスを感じるということはないだろう
か？　このような問いは，テクノロジーへの依存について洞察を促し，使い方を考
え直すきっかけになるだろう。

　ベトナムの仏教僧であり，マインドフルネスを普及させた Thich Nhat Hanh は，
数十年間，毎日のテクノロジーとのかかわりの中でどのようにマインドフルな心構
えを持つべきか教えてきた。彼は，現代テクノロジーをナイフに喩え，家族が食事
をとるために食べ物を準備するなど，ナイフは命を育むために使うこともできるし，
命を奪うために使うこともできると話す。テクノロジーを，命を育むために利用す
るためには，慈悲の心を持ち，テクノロジーとのかかわりの本質について考えるこ
とをアドバイスしている（Nhat Hanh 2013）。

　マインドフルネスを取り入れてテクノロジーとつきあうためには，以下の2つが
大切となる。そしてこの2つは重なりあう部分もある。①科学技術との関係や考え
方を見直すこと，②最新のテクノロジーを利用して気付きを促すこと。これから，
読者にこうしたアプローチを，毎日のテクノロジーとの瞬間瞬間のかかわりに適用
できるように紹介する。まず，最も一般的に用いられている方法を実践してみたの
で紹介する。

1．時計

　時間が足りないと感じることは，今日の社会で大きなストレス源である（Gebel
2012）。時計を見たり時間を確認したりする行動は，ストレスや不安を引き起こし，

（例えば，「もうこんなに遅いなんて信じられない」「時間はどこに行ったの？」），「マインドレス」だ。しかし，意識を変えれば時計をマインドフルネスでいるのに役立てることができる。時間の確認が意識的な行為となれば，息を吸って吐くこと，または今生じている思考，感情，身体感覚に気づくことや今この瞬間に意識を向けることに時計が役に立つ。

　時計との関係を見直し，マインドフルネスを促しやすくするために，アラーム機能が役に立つ。南フランスにある Nhat Hanh のリトリートセンター，プラムヴィレッジでは，共用の室内空間に時計があり，毎日 15 分ごとにベルが鳴る。ベルが鳴ると，人々はしていることを止め，呼吸をし，今現在に戻るように求められる。実際に体験すると不思議な時間である。

　はっきりと今の瞬間に意識を向けるために誰でもタイマーやアラームを使うことができ，定期的に「マインドフルネスベル」を作動させるハードウェアやソフトウェアも使うことができる。時計やセンサーを内蔵した装着可能なデバイスもまた，時間との関係を見直すための道具となる（くわしくは，後半の「マインドフルネスを強化するテクノロジー」の節を参照）。

2. 電話

　時計と同様，電話もストレスや不安，マインドレスの源になりうるが，電話との関係を上手に変えれば，自分たちのマインドフルネスやウェル・ビーイングを促すことができる。Nhat Hanh は，携帯電話が席巻するよりも前に，マインドフルな意識で使う方法を教えていた。最初のベルを会話や考え事をいったんストップし，ゆっくり呼吸をして，笑顔になるリマインダーとして使う。2 回目のベルで，もう 1 度呼吸し，今この瞬間を楽しむ。相手が電話を切ってしまうのではないかという心配はいらない。本当に重要な話であれば，すぐには電話を切らないものである。3 回目のベルで，立ち上がり，落ち着いてマインドフルに，呼吸をしながら，笑顔で，厳かに，電話に向かう。この意識を通して育まれた落ち着きと集中は，その人の声と言葉に反映されるだろう（Nhat Hanh 2014）。

　今日，アメリカの成人の 90% が携帯電話（その大半はスマートフォン）を持ち，ほとんどのスマートフォン利用者が，片時も離さず電話を持ち歩いているため（Smith 2015），マインドフルに電話を使うことの重要性が増している。スマートフォンはコミュニケーションの道具としてだけでなく，時間管理の道具でもあり，メールや，ウェブサイトの閲覧，デジタルメディアの主たる経路としての役割もあるため，スマートフォンと上手につきあうには，ここで話したこと，先に述べた時計の利用方法，次に出てくるインターネットの利用方法などを同時に行う必要がある。

　就寝時や食事中にスマートフォンを使わないことは，マインドフルな利用に向け

ての最初のステップとしてよく薦められる。スマートフォンにすでに備わっている「おやすみモード」のような固有の機能を用いることもできる。「おやすみモード」では，利用者は全てのまたはほとんどの電話に留守番電話メッセージを送ることができる。様々なスマートフォンのアプリが，マインドフルネスを促進するように作られており，後でくわしく述べる（「マインドフルネスを強化するテクノロジー」の節を参照）。

3. インターネット

　これまで，インターネットやメールを使うと携帯電話と同様に日常的に多くの人とつながれるようになり，総合的な生産性や，勤務時間に柔軟性をもたらすといわれてきた（Purcell and Rainie 2014）。しかしながら，アメリカの労働者の30％以上が，インターネットやメールの普及で1週間あたりの労働時間が増え（Purcell and Rainie 2014），会社にいない週末や夜などでも働けるようになり，仕事と家庭の従来の境界線がなくなったと感じている。さらに，ネットサーフィンが簡単に集中力を失わせ，多くの時間が非生産的に消費される。

　コンピュータを使う時間をモニターし，インターネットを使いながらもマインドフルネスを増やす方法はたくさんある。レスキュータイムというアプリは，利用者が目標を作ったり（例えば，メールには1日1時間しか使わない），1つの作業に時間をかけすぎている場合にはアラームの通知を受けたり，集中力を失わせるウェブサイトをブロックしたりすることができる。このような専門的なアプリは，自分自身のテクノロジーの利用法について意識を高めることができる。しかしながら，単純な行動を習慣にすること（例えば，夜中に目が覚めたとしてもメールの確認をしないといったこと）が，インターネットとの関係を見直すような医療関係者や患者のためには有効な方法であろう。

4. 車

　自動車は，従来モバイルテクノロジーに分類されない。しかし，車は日常的に使うものであり，「モノのインターネット（Internet of Things：IoT）」における活用が広がっているため（「マインドフルテクノロジーの将来の方向性」を参照），そして運転中はスマートフォンや他のデバイスに運転態度が強く左右されるため，車についてもここでとりあげることにした。マインドフルネスの講師である Sylvia Boorstein（2006）は，どのようにして慈悲と気づきを運転に向けるか述べている。どの

訳注　モノのインターネット（Internet of Things）とは，様々な「モノ（物）」がインターネットに接続され情報交換することにより相互に制御する仕組み。デジタル社会の出現も指す。

くらい私たちが今の瞬間から離れて，自動操縦状態で運転をしているか，そして到着した時に車の中にいた時間を失ったような感覚になっているか；どのくらい運転の体験によって（例：渋滞で動けない，他の運転者に対応するなど），不愉快な感情状態になり（例：不満，怒り，激怒など），目的地に着いた後でもその気持ちを引きずっているか；どのくらい運転中に気が散っているか（例：携帯電話のメールなど），こうした行動が私たち自身にとっても他の人にとっても危険であることを自覚していないか，考えてみよう。

　運転中は「マインドレス」になりやすいが，今この瞬間に意識を向ける時間にすることもできる。実際，運転の体験は，全てのものが互いに関係し依存していることを深く認識できる。高速道路では，それぞれの運転者が自分の車線にいる他の運転者に注意を配ることで，みんなが安全に自分の目的地に到着できるのである（Boorstein 2006）。Nhat Hanh（2006）は，運転のために特別な偈頌，瞑想的な詩を作った。

　車を走らせる前に　私は知っている　どこへ行くかを。
　車と私はひとつ。
　車が速く走れば，私も速く走る。
　車がゆっくり進めば，私もゆっくり進む。（p.72）

　この詩を，テクノロジーの利用に自分の意図や意識を向けるための手段として用いることができる。

　人がマインドフルに車を運転するのと同じように，人はまた車を使うか否かについてマインドフルな選択をすることができる。実際に，徒歩や自転車のように，より遅い交通手段が，空間的な実践を通して日常的にマインドフルな気づきを促す方法としてみられている（Osbaldiston 2013）。

🪷 マインドフルネスを強化するテクノロジー

　テクノロジーの使い方次第で，マインドフルなアプローチによって益を得るだけでなく，テクノロジーそのものが，マインドフルネスを育て促す手段となるだろう。第1に，テクノロジーによってあらゆる情報を利用することが増えたのと同じように，テクノロジーはマインドフルネスのリソースのオンラインコミュニティと私たちをつないでくれる。第2に，マインドフルネス訓練のために開発されたモバイルアプリがある。第3に，IoT の一環として，インターネットにつながる様々なデバイスがマインドフルな生活に役立っている。これについては，「マインドフルテクノロジーの将来の方向性」の節でもとりあげる（この章の最後にある**表11-1**を参照。

マインドフルネスを促進する代表的なテクノロジーツールの記述とそれらのツールについてより詳細に知ることのできる URL を掲載している）。

1. マインドフルネスのリソースへのアクセスを助けるテクノロジー

　マインドフルネスのオンラインリソースは年々増えてきている。マインドフルネスという単語を使って YouTube の動画を検索すると，40 万件以上の結果が提示される。この中には，Jon Kabat-Zinn のマインドフルネスの実践を支持する研究に関する講演や，Thich Nhat Hanh のマインドフルネス実践の基礎についての講演も含まれる。インターネットを通して，すぐに簡単にマインドフルネスの優れた書籍を手に入れることもできる。例えば，尼僧 Pema Chodron の（例：『すべてがうまくいかないとき』や『チベットの生きる魔法—苦しみも怒りも「喜び」に変えて心安らかに暮らす知恵』など）や vipassanā の講師をしている Jack Kornfield の（例："A Path With Heart" や "After the Ecstasy, The Laundry" など）の本である。動画や本に加え，インターネットは地元の対面のクラスやオンラインのマインドフルネス講座についての情報も提供する。オンラインの講座には，マインドフルネス・ストレス低減法（mindfulness-based stress reduction：MBSR）という，Kabat-Zinn により開発された 8 週間の講座で，マインドフルな動きや静座瞑想法など様々な公式のマインドフルネスの練習から構成されている講座も含まれている（Khouryら 2013）。カリフォルニアのロサンゼルスの大学は，講義，実践，議論，オンラインでの瞑想で構成される，双方向のオンライン講座を提供している（UCLA Mindful Awareness Research Center 2015）。テクノロジーは，ソーシャルネットワーキングサービスを通じて，マインドフルネスに興味を持っている人々をつなぐこともできる。

2. マインドフルネスをサポートするモバイルアプリケーション

　マインドフルネスの訓練をサポートするモバイルアプリは日々増えている。これらのアプリには，①意識を今の瞬間に向ける，②内的な体験，気分，周囲の状況への気づきを増やす，③フィードバックとアドバイスを提供する（「呼吸が速いです，マインドフルな深い呼吸を 10 回してみましょう」など），④人は相互に関係しながら存在していることを理解させてくれるといった様々な機能がある。

　マインドフルネスのモバイルアプリは，外出先でもマインドフルネスの訓練を促すことで，利用者が日常生活の中にマインドフルネスの訓練を取り入れられるようサポートしている。ヘッドスペースは，「心のジム会員」として販売されているアプリで，瞑想の基礎，人間関係，ストレスなどの興味のある領域や日常的な活動（例：

料理など）に特に焦点を当てた瞑想ガイドを提供している。このアプリでは，利用者の進捗を記録し，互いにモチベーションを維持するために友人とつながることができる。元仏教僧の Andy Puddicombe により共同設立され，2015 年には 200 万人に使用されている。また，別のモバイルアプリのブッディファイは，利用者の行動（睡眠，食事など）に合わせて瞑想を選ぶことができ，マインドフルネスを日々の活動に組み込めるようサポートする。エムスポットと呼ばれるクラウドソースのアプリでは，利用者は，瞑想に適した静かな公共のスペース，例えば庭園，公園，教会，浜辺などをアップロードしたり提案したりしている。他にも 7 秒瞑想というアプリでは，利用者が指定した時刻にリマインダーを設定することができ，呼吸する，人生について考える，今現在にとどまるためにアラームを設定できる。

　不安，抑うつ，ストレスなど，様々な疾患の治療において，マインドフルネス瞑想が有効であることを示すエビデンスは多くあるが（Khoury ら 2013），マインドフルネス・アプリの治療的効果を支持するエビデンスは限定的である（Plaza ら 2013）。これらのアプリの有効性については，ストレス（Carissoli ら 2015），禁煙（Davis ら 2015），健康全般（Howells ら 2014）の研究によって限定的であるとされている。最近のマインドフルネス・アプリのレビュー論文では，これらの有効性に関してさらなる研究が必要であること，利用者の体験を充実したものにするためにアプリのさらなる改良が必要であることが強調されている（Mani ら 2015）。

3. マインドフルネス関連デバイス

　日々の暮らしをマインドフルネスにするために様々なデバイス（携帯端末）が作られている。単に終日リマインダーを提供するだけのものもあれば，利用者の行動や心理的状態を検出するセンサー機能をもち，フィードバックやアドバイスを提供するものもある。さらに利用者の環境をよりマインドフルなものに改良しようとするものもある。

　ミーニング・トゥ・ポーズというリストバンドは，60 分から 90 分毎に振動し，利用者が今この瞬間に意識を戻すように知らせる。フィットビットのフレックスやミスフィットのシャイン 2 のように，活動量や睡眠を測定し，利用者が一定の時間以上座ったままでいるとアラームが鳴るものもある。このような利用者が長時間座り続けないようにするためのリマインダーは，1 日の身体的活動の「マインドフルネスのベル」として捉えることもできる。実際，身につけられる運動量測定器の最大の効果は，生活，睡眠，健康全般にマインドフルになったことだと感じる利用者もいる。プラナやスパイアは，特にストレスに特化した身につけて使用するタイプのデバイスで，呼吸などの指標でストレスを感知し，記録するセンサー機能をもち，マインドフルネスの練習の一部としてバイオフィードバックを提供している。

ミューズは，ヘッドバンドのように装着して使用する端末で，利用者の感情状態によってアプリから瞑想を促すメッセージが送られる。シンクは額の側面から耳にかけてとりつけて使用するデバイスで，微小電流を意図的に用いて脳を刺激し，冷静な感情状態，興奮した感情状態を作り出す。ソーマドームは1人用の瞑想ポッドで，カラーセラピーとオーディオセラピーを組み合わせ，生産性，知的鋭敏さ，集中力，全体的なウェル・ビーイングや従業員の離職防止を目的にしている。

マインドフルネスを促進するデバイスの妥当性を検証する研究は少なく（Yuら2012），とくに市販のツールについての研究が少ないため，さらなる研究が必要である。

🪷 マインドフルテクノロジーの将来の方向性

インターネットに常時つながっているような環境で，従業員が，革新的，創造的な仕事をするために，そして充実した健康な生活を送るために，職場でマインドフルネスを育むことが重要だという認識が広がっている。この動きは，マインドフルネスをアメリカの実業界に取り入れ，シリコンバレーの先導的なテクノロジー企業によって普及した。例えば，グーグル社では，従業員が集中し，より多様な意見を検討し，より詳細な情報を得た上で決断できるようにするために，また考える時間を重視することで創造性を刺激するためにマインドフルネスに投資してきた（Schaufenbuel 2015）。実際，休暇や瞑想など，バランスのとれたライフスタイルによって得られる利益に関するエビデンスは非常に多く報告されている（Jabr 2013）。

近年，エトナ社は，5万人の従業員向けにマインドフルネスプログラム（エトナ社）を始めた。このプログラムは，事前にパイロット臨床試験を行った結果，医療コストが減少し，生産性が上がることで，1従業員あたり年間5千ドルの貯蓄につながる可能性が示された（Achor and Gielan 2015）。エトナ社の最高経営責任者であるMark Bertoliniは，マインドフルネス専門の部門を立ち上げ，これまでに行われたプログラムを改良し，2,200万人の全従業員に提供しようとしている。その計画には，オンライン上でのプログラムも含まれている。

グーグル社では，マインドフルネスに焦点を当てた「サーチ・インサイド・ユアセルフ」という最も人気の高い社内研修の1つで，受講者たちに自分自身の声だけでなく，同僚の声をもっと聴くことを教えている。多くの従業員がこの研修を修了し，生産性や職場での人間関係を改善している。グーグル社は，サンフランシスコで開催されたウィズダム2.0カンファレンスの共同スポンサーである。ウィズダム2.0カンファレンスは，テクノロジーでただ互いにつながるだけでなく，生活をウェル・ビーイングに，そして仕事もよりよくするために世界とどのようにつながるか

を探索するためのカンファレンスである（Wisdom 2.0, 2015）。今日の先導的なテクノロジー企業がマインドフルネスに関心をもっているということは，マインドフルネスがテクノロジーの革新のために必要とされる素地を提供する可能性を示していると言えるかもしれない。今のスマートフォンでつながる社会はじきに終わり，人と人，人とモノ，モノとモノがネットを通して完全につながっている社会になっていくと予想されるが，この素地はそういう社会とは対照的である。

　モバイルやインターネットに基づくテクノロジーは，スマートフォンを超え，より高度で洗練されたデバイスの開発に集中しているようである。このモノのインターネット（Internet of Things：IoT），すなわち電気センサー，ソフトウェア，コネクティビティコンポーネントの埋め込まれたデバイス，自動車，建物，その他のモノのネットワークは，あと数年で，急速に大幅に増加することが予想される。2020 年までには，500 億のスマートコネクテッドデバイスが互いにネットワークでつながることが予測される（Iyer 2016）。IoT のセンサーやコネクティビティにより，過去にはあり得なかった規模で，私たち自身や環境についての情報の収集や解析が可能になるだろう。比較的古いセンサー技術でも収集可能な新しいタイプのデータには，マサチューセッツ工科大学の研究者によって発表され，人の顔のビデオ録画データから，肌の色の見えない変化を解析することで，個人の鼓動を確実に判断できるというデータがある（Wu ら 2012）。これはつまり，人がデバイスを身につけているか，周囲にセンサーのある場所に住んでいるかにかかわらず，個人の行動や身体的状態について類を見ないデータセットが収集されるだろうということである。

　こうした IoT で作られたデータの新しい流れによって，科学技術者は私たちの生産性を高める方法を発展させていくだろう。自分自身や他者への理解あるいは世界とのつながりへの気づきが増し，理解が深まり強まることによって，IoT もマインドフルネスに役立つように開発が進むかもしれない。IoT が収集するデータのプライバシーを守る必要性について多くの注目が集まるようになってきた（Porter and Heppelmann 2014）。これらの新しいテクノロジーが創り出す体験のマインドフルネスを守り，サポートするためにも注意が払われるべきである。デバイスの次世代の発展と利用のためのマインドフルなアプローチは，私たちの総合的な利益のために用いられる必要があるだろう。

今後の研究とアイデアのためのキーポイント

- 近年の現代テクノロジーの適用の広がりは，人類に豊富な利益をもたらすが，マインドフルネスを損なう可能性がある。

- マインドフルネスは，テクノロジーとの関係性を媒介するように用いることができる。電話，インターネット，車など，一般的なテクノロジーは，マインドフルネスを促すような方法で用いることもできる。

- テクノロジーによってマインドフルネスのリソースへアクセスしやすくなり，マインドフルネスを手助けするモバイルアプリケーションやデバイスが使用できるようになった。これらのアプリやデバイスの有効性は，まだ大規模な臨床試験では示されていない。

- マインドフルネスは，従業員の生産性やウェル・ビーイングを改善するために用いられている。マインドフルネスは，現代社会がネットで密接につながっていく中で，より一層重要な役割を担うことができる。

表11-1　マインドフルネスを促進するためのテクノロジーツール

名前	開発者（開発年）	無料アクセス	説明	ウェブサイト
マインドフルネスを促進するためのオンラインリソース				
MBSR online course via Sounds True	マサチューセッツ大学マインドフルネスセンター	なし	マサチューセッツ大学のストレス低減クリニックでは、8週間のオンライントレーニングプログラムを提供している。プログラムはセルフガイドビデオで構成されている。継続的に教育費控除を受ける機会がある。	http://www.umass med.edu/cfm/mindfulness-based-programs/mbsr-courses/
Mindful	Mindful	あり	Mindfulはビデオと隔月で雑誌を発行し、カンファレンスも組織している。Mindfulは、「よりマインドフルに過ごすことを助ける洞察、情報、インスピレーション」を得るための場所になることを望んでいる。そのアドバイザー委員には、Jon Kabat-Zinn も入っている。	http://www.mindful.org/
Mindful awareness practices (MAPs)	カリフォルニア大学ロサンゼルス校（UCLA）マインドフル・アウェアネス・リサーチ・センター	なし	カリフォルニア大学ロサンゼルス校では、対話型のオンラインコースを提供している。コースには、講義、実践、グループフィードバックや30～40人の受講生でのディスカッションが含まれる。	http://marc.ucla.edu/body.cfm?id=112
Mindfulness resources	ウィスコンシン大学家庭医学とコミュニティヘルス講座	あり	ウィスコンシン大学は、多様な教育モジュールを比較研究しており、マインドフルネスを学ぶことに興味を持っている患者のために、ウェブサイト、書籍、オーディオリソース、オンラインコースがある。	http://www.famm ed.wisc.edu/%20min dfulness/resources/
Stress Free Now	クリーブランドクリニック Welness Enterprise (2015)	あり	Stress Free Now は、モバイルアプリケーションを使う6週間のオンラインコースであり、ポジティブ感情や活力を増やし、リラクセーション技術の実践方法を学ぶことができる。	http://www.clevelan dclinicwellness.com/Programs/Pages/StressFreeNow.aspx
マインドフルネスを促進するためのソフトウェアアプリケーション				
Buddhify	Buddhify (2015)	無料のトライアル後、有料になる	机に座っている時、運動している時、眠ろうとしている時、スーパーで列に並んでいる時に使うための、ガイド付き瞑想を提供しているアプリ。ガイドのない瞑想のためのタイマーも提供している。	http://buddhify.com
Calm	Calm (2016)	無料だが、アプリ内課金あり	利用者がいつでもどこでも瞑想を練習できるように、穏やかな映像や音楽、ガイダンスを提供するソフトウェア。	https://www.calm.com
Headspace	Headspace (2014)	無料のトライアル後、有料になる	セッションの長さ、焦点を当てる領域を利用者が選択でき、モチベーションのために「友達ができる」アプリ。	https://www.headsp ace.com
Mindfulness Daily	Inward Inc (2015)	なし	瞑想を日課にできるようにリマインダーをセットできる、日々のパターンを記録できる、瞑想をやりやすくするリラックスできる音や映像を提供するアプリ。	http://www.mindful nessdailyapp.com
mSpot Meditation Finder	Damian Watson (2015)	あり	瞑想の場所の情報、地図情報を提供するアプリ。情報には、公園、庭園、教会、桟橋、寺院、屋外などが含まれる。利用者は、サイトを共有したり場所を評価したりレビューをすることで投稿できる。	http://mspot.info
RescueTime	RescueTime (2008)	無料ライト版、有料プレミアム版がある	パソコンかモバイルで起動できるソフトウェアで、アプリケーションやウェブサイトに使った時間を記録する。利用者は、1日にどのくらいの時間をアプリケーションなどに使ったか記録したり、何らかの活動に費やす一定の時間が過ぎた後にアラートを設定したり、気が散るようなウェブサイトをブロックすることができる。	https://www.rescue time.com/
7秒瞑想	Impressive Sounding, LLC (2015)	あり	利用者は、指定した時刻に作動するリマインダーを設定することができる、呼吸や人生について熟考すること、今現在に留まることの通知を出すことができるアプリ。	http://www.7second meditation.com/

Smiling Mind	Smiling Mind (2015)	なし	オーストラリア出身の心理学者のチームが, 青少年治療の専門知識を取り入れ開発した. 年齢に適したガイド付きの瞑想を提供するアプリとウェブベースのプログラム. 7歳から成人までの年齢グループ用に調整されている.	http://smilingmind.com.au/
Stop, Breathe & Think	Tools for Peace (2014)	あり	5分のプログラムが特徴のアプリ. 利用者が, ポーズをとり, 確認し, マインドフルネス呼吸法を練習し, 瞑想に入れるようにすることで, 慈悲の気持ちを促すように作られている.	http://www.stopbreathethink.org/
マインドフルネスを促進するためのデバイス				
Flex	Fitbit (2013)	なし	腕時計型の運動と睡眠のモニター装置で, 利用者の活動を記録し, 長時間座っている利用者に警告することもできる.	http://www.fitbit.com/jp
Meaning to Pause	Meaning To Pause Interaxon	なし	60分か90分ごとに振動し, 今を意識するように利用者に知らせるリストバンド.	http://www.meaningtopause.com/
Muse	Interaxon	なし	利用者の精神状態を見抜くとされ, モバイルアプリに瞑想を促すようなフィードバックを提供する. ヘッドバンドのような装着できるデバイス.	http://www.choosemuse.com/
Prana	Prana	なし	姿勢と呼吸を検出し記録する装着できるデバイス. モバイルアプリと同期され, 利用者に呼吸法を案内する.	http://prana.co/
Shine2	Misfit (2015)	なし	腕などの場所につけることができ, 利用者の活動を記録し, 利用者が長時間座っている時に警告することができる運動と睡眠のモニター. 防水されており, 充電がいらないデバイスである.	http://jp.misfit.com/
Somadome	Somadome (2014)	なし	カラーセラピーとオーディオセラピーを組み合わせて, あらゆる場所を瞑想できる場所にしてくれる1人用の瞑想ポッド.	http://somadome.com/
Spire	Spire (2014)	なし	装着可能なデバイス. 呼吸のパターンと身体活動を検出し, それらと身体や精神状態の関係を比較し, 利用者が「より冷静に, 精神状態のバランスが取れた状態」になれるようにメッセージを送る.	https://www.spire.io/
Thync	Thync	なし	額の側面と耳に装着し, 脳刺激を用いて気分を強めるとされている装着可能なデバイス. 興奮させるプログラムも, 鎮静させるプログラムも利用できる.	http://www.thync.com/

References

Achor S, Gielan M: The busier you are, the more you need mindfulness. Harv Bus Rev, December 18, 2015. Available at: https://hbr.org/2015/12/the-busier-you-are-the-more-you-need-mindfulness. Accessed January 16, 2016.

American Academy of Pediatrics: Media and Children. 2015. Available at: https://www.aap.org/en-us/advocacy-and-policy/aap-health-initiatives/pages/media-and-children.aspx. Accessed January 16, 2016.

Block JJ: Issues for DSM-V: Internet addiction. Am J Psychiatry 165(3):306–307, 2008 18316427

Boorstein S: Road Sage: Mindfulness Techniques for Drivers. Louisville, CO, Sounds True Publishing, 2006

Carissoli C, Villani D, Riva G: Does a meditation protocol supported by a mobile application help people reduce stress? Suggestions from a controlled pragmatic trial. Cyberpsychol Behav Soc Netw 18(1):46–53, 2015 25584730

Davis JM, Manley AR, Goldberg SB, et al: Mindfulness training for smokers via webbased video instruction with phone support: a prospective observational study. BMC Complement Altern Med 15:95, 2015 25886752

Gebel E: Getting past tense: dealing with stress the right way may safeguard your health. Diabetes Forecast 65(12):52–55, 2012 23270279

Giedd JN: The digital revolution and adolescent brain evolution. J Adolesc Health 51(2):101–105, 2012 22824439

Higgins S, Xiao Z, Katsipataki M: The Impact of Digital Technology on Learning: A Summary for the Education Endowment Foundation, School of Education, Durham University, Durham, UK, 2012

Howells A, Ivtzan I, Eiroa-Orosa F: Putting the "app" in happiness: a randomised controlled trial of a smartphone-based mindfulness intervention to enhance wellbeing. J Happiness Stud, October 2014, p 29

Isaacson W: Steve Jobs. New York, Simon & Schuster, 2015

Iyer B: To predict the trajectory of the Internet of Things, look to the software industry. Harv Bus Rev, February 25, 2016

Jabr F: Why your brain needs more downtime. Sci Am, October 15, 2013. Available at: http://www.scientificamerican.com/article/mental-downtime/. Accessed April 14, 2016.

Khoury B, Lecomte T, Fortin G, et al: Mindfulness-based therapy: a comprehensive meta-analysis. Clin Psychol Rev 33(6):763–771, 2013 23796855

Lam LT: Risk factors of Internet addiction and the health effect of Internet addiction on adolescents: a systematic review of longitudinal and prospective studies. Curr Psychiatry Rep 16(11):508, 2014 25212714

Lenhart A: Teens, smartphones & texting. Washington, DC, Pew Research Center, March 9, 2012. Available at: http://www.pewinternet.org/2012/03/19/teens-smartphones-texting/. Accessed January 10, 2016.

Lenhart A: Teens, social media & technology overview 2015. Washington, DC, Pew Research Center, April 9, 2015. Available at: http://www.pewinternet.org/2015/04/09/teens-social-media-technology-2015/. Accessed January 10, 2016.

Mani M, Kavanagh DJ, Hides L, Stoyanov SR: Review and evaluation of mindfulness-based iPhone apps. JMIR Mhealth Uhealth 3(3):e82, 2015 26290327

Moreno MA, Jelenchick L, Cox E, et al: Problematic Internet use among U.S. youth: a systematic review. Arch Pediatr Adolesc Med 165(9):797–805, 2011 21536950

Nhat Hanh T: Present Moment, Wonderful Moment: Mindfulness Verses for Daily Living. Berkeley, CA, Parallax Press, 2006

Nhat Hanh T: Dharma talk: the horse is technology. The Mindfulness Bell, November 10, 2013. Available at: http://static1.squarespace.com/static/55beacc8e4b0c17151842dbc/t/56be51de59827e9a672564cb/1455313379138/mb66.pdf. Accessed June 28, 2016.

Nhat Hanh T: Telephone Meditation. Buddhism Now. May 3, 2014. Available at: https://buddhismnow.com/2014/05/03/telephone-meditation-by-thich-nhat-hanh/. Accessed January 12, 2016.

Nielsen: The Total Audience Report: Q3 2015. December 10, 2015. Available at: http://www.

nielsen.com/us/en/insights/reports/2015/the-total-audience-report-q3-2015.html. Accessed January 10, 2016.

Osbaldiston N (ed): Culture of the Slow: Social Deceleration in an Accelerated World. Basingstoke, UK, Palgrave Macmillan, 2013

Plaza I, Demarzo MMP, Herrera-Mercadal P, Garcia-Campayo J: Mindfulness-based mobile applications: literature review and analysis of current features. JMIR Mhealth Uhealth 1(2):e24, 2013 25099314

Porter ME, Heppelmann JE: How smart, connected products are transforming competition. Harv Bus Rev, November 2014. Available at: https://hbr.org/2014/11/how-smart-connected-products-are-transforming-competition/ar/pr. Accessed July 19 2016.

Purcell K, Rainie L: Technology's Impact on Workers. Washington, DC, Pew Research Center, December 30, 2014. http://www.pewinternet.org/files/2014/12/PI_Web25WorkTech_12.30.141.pdf. Accessed January 10, 2016.

Rideout VJ, Foehr UG, Roberts DF: Generation M2: Media in the Lives of 8- to 18-Year-Olds. Menlo Park, CA, Kaiser Family Foundation, January 2010. Available at: https://kaiserfamilyfoundation.files.wordpress.com/2013/01/8010.pdf. Accessed April 14, 2016.

Schaufenbuel K: Why Google, Target, and General Mills are investing in mindfulness. Harv Bus Rev December 28, 2015. Available at: https://hbr.org/2015/12/why-google-target-and-general-mills-are-investing-in-mindfulness. Accessed July 19, 2016.

Smith A: U.S. Smartphone Use in 2015. Washington, DC, Pew Research Center, April 1, 2015. Available at: http://www.pewinternet.org/files/2015/03/PI_Smartphones_0401151.pdf. Accessed January 10, 2016.

Strasburger VC, Jordan AB, Donnerstein E: Health effects of media on children and adolescents. Pediatrics 125(4):756-767, 2010 20194281

UCLA Mindful Awareness Research Center: MAPs Class Schedule. Available at: http://marc.ucla.edu/body.cfm?id=85#mapsi-online. Accessed December 31, 2015.

Uhls YT, Michikyan M, Morris J, et al: Five days at outdoor education camp without screens improves preteen skills with nonverbal emotion cues. Comput Human Behav 39:387-392, 2014

Wisdom 2.0: Wisdom 2.0 Conference—Living with Awareness, Wisdom, and Compassion. 2015. Available at: http://www.wisdom2summit.com/. Accessed December 31, 2015.

Wu H, Rubinstein R, Shih E, et al: Eulerian video magnification for revealing subtle changes in the world. ACM Transactions on Graphics 31(4), Article No 65, July 2012

Yu MC, Wu H, Lee MS, Hung YP: Multimedia-assisted Breathwalk-aware system. IEEE Trans Biomed Eng 59(12):3276-3282, 2012 23203771

（竹林　唯）

付録 A　瞑想の音声ガイド

　本書には読者の便宜のために瞑想の音声ガイドがついています。読者の助力となれば幸いです。まず読者がこのオーディオに十分になじんでいただき，患者さんの瞑想に最も適した使用法を見極めてください。このオーディオの実習を読者自身が行うことによって，患者の好ましくない感情のトラブルを潜り抜けられるよう手助けできるでしょう。このオーディオ・プログラムの内容を簡単に以下に記します。

　このオーディオ・ガイドは www.appi.org.Zerbo からアクセスできます。

マインドフルネス瞑想実習

著者 / ナビゲーター：コリー・マスカラ

上映時間：15 分 10 秒

内容：この実習は臨床家も患者も，セッション中でもそれ以外の場合でも使用することができます。この瞑想で，コリーは視聴者に雑念を手放すこと，すべての気づきに判断なしに受容することを教示します。

好ましくない感情への瞑想

著者 / ナビゲーター：ジョナサン・カプラン博士

上映時間：21 分 10 秒

内容：このマインドフルネス実習はセッション中の患者さんに向けて作成されています。ここでは，ジョナサンは視聴者に克服したい感情を特定し，受け入れる瞑想を教示します。

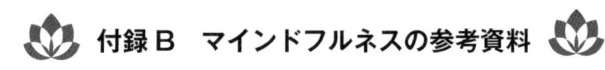

付録B　マインドフルネスの参考資料

実習のためのヒント，注意および資料
- STOP：S　とまれ，　T　一息つけ，　O　観察しろ，　P　次に進め
- 1日1分だけでも練習しなさい
- 友人やコーチとのアカウンタビリティ：http://www.coach.me

瞑想
- Free guided meditation：UCLA mindful Awareness Research Center から提供されている無料瞑想ガイド：http://marc.ucla.edu/body.cfm?id=22
- The Free Mindfulness Project：無料でダウンロードできるマインドフルネス瞑想のHP　http://www.freemindfulness.org/
- One-Moment Meditation：Uチューブにリンクした"瞬間瞑想法" https://www.youtube.com/watch?v=YiC8ktpev30
- Headspace App：種々な瞑想法のアプリ（有料）https://itunes.apple.com/jp/app/headspace-guided-meditation/id493145008
- Calm　App：マインドフルネスのアプリ
  https://itunes.apple.com/jp/app/headspace-guided-meditation/id493145008：
- Insight Timer App：瞑想ガイド，開始と終了時間を知らせるベル，瞑想者の集まりにもアクセスできる無料サイト
  https://itunes.apple.com/jp/app/insight-timer-meditation-app/id337472899?mt=8
- John Kabat-Zinn guided meditation：ジョン・キャバット-ジンの指導する瞑想
  https://www.mindfulnesscds.com
- Sip and Om：定期的練習が困難な人向けの瞑想ガイド集
  https://www.sipandom.com/

書籍紹介
ジョン・カバットジン著：マインドフルネス・ストレス低減法，ほか

ポッドキャストとオーディオ
- オーディオ・ダルマ - カリフォルニアのInsight Meditation Centerのギル・フロンダルとアンドレア・フェッラによる仏陀の教えのアーカイブ：http://audiodharma.org
- Sound True - マインドフルネス，瞑想などに関するビデオとオーディオが豊富

に含まれているウェブサイト　http://ww6.soundtrue.com/

- Ellen Langer – マインドレスネスとマインドフルネスの科学：https://onbeing. org/program/ellen-langer-science-of-mindlessness-and-mindfulness/6332
- UCLAマインドフルネス・アウエアネス・センターのマインドフルネス教育部長，デアナ・ウィンストンが主催するUCLAハンマー美術の週刊ポッドキャスト：http://marc.ucla.edu/body.cfm?id=107

Web Sites

- Mindful.org：雑誌マインドフルのウェブサイト，マインドフルな生活のための書物や秘訣を提供している。
- Goamra.org：アメリカ・マインドフルネス研究協会のウェブサイト，マインドフルネス研究の専門的資料やマインドフルネス研究の最近の業績情報を提供し，地方のマインドフルネス練習プログラムを紹介している。
- Dharmaseed.org：西洋の仏教ビッパサナ教義に焦点を絞る。教師やリトリートの情報提供と自由討論の場がある。
- Thehealingmind.org：ドクターマーティー・ロスマンの心身自己治療技法に関するウェブサイト；示唆されたイメージに焦点を当てるアプローチ
- Drrogerwalsh.com：ドクターロジャー・ウォルシュ，カリフォルニア大学アーバン校教授のウェブサイト，数多くの文献，ビデオ討論，瞑想ガイド，インタービューが含まれている。
- Tarabrach.com：尊敬されている教師タラ・ブラッハのウェブサイト，自由討論，瞑想，推薦読み物に関する資料が得られる。
- Pocketmindfulness：マインドフルネスの教師であり著者であるアルフレッド・ジェームスの人気ブログ。

ビデオ

- ジョン・キャバットージンのマインドフルネス（グーグル・トーク）：https://www.youtube.com/watch?v=3nwwKbM_vJc
- 瞑想の科学的パワー（瞑想の科学論抜粋）：http://www.youtube.com/watch?v=Aw71zanwMnY
- 神経科学者リチャード・ダビソンによるマインドフルネスの神経科学（グーグル・テック・トーク）：
  http://www.youtube.com/watch?v=7tRdDqXgsJ0

文献

ハーバード　ビジネス　レビュー

● 混沌時代のマインドフルネス（エレン・ランガーへのインタビュー）アリソン・ベアードによるサイト：

https://hbr.org/2014/03/mindfulness-in-the-age-of-complexity

● マインドフルネスは文字通りあなたの脳を変えるか？　クリスチナ・コングルトン，ブリッタ・K・ヘルツァー，サラ・W・ラザールによるサイト

https://hbr.org/2015/01/mindfulness-can-literally-change-your-brain

● 多忙で瞑想のできない人々のためのマインドフルネス，マリア・ゴンザレスによるサイト

https://hbr.org/2014/03/mindfulness-for-people-who-are-too-busy-to-meditate

マインドフルネス・プログラムを行っているリトリート・センター（一部）

● エサレン研究所。ビッグ・サー，カリフォルニア：www.esalen.org

● インサイト瞑想協会リトリート・センター，バーレ，マサチューセッツ：www.dharma.org

● クリパル・ヨガ健康センター，ストックブリッジ，マサチューセッツ：www.kripalu.org

● オメガ研究所，リネベック，ニューヨーク：www.eomega.org

● シャンブハーラ　マオウンティン　センター，レッド　フェザー　レイク，コロラド：https://www.shambhalamountain.org/

● スピリット・ロック瞑想センター，ウッダクレ，カリフォルニア：www.spiritrock.org

● 地方のリトリートを探索するサイト：www.retreatfinder.com

索　引

人名索引

【著者プロフィール】

貝谷久宣 (Hisanobu Kaiya)

《経歴》
1943年名古屋生まれ
名古屋市立大学医学部卒業
マックス・プランク精神医学研究所ミュンヘン留学 (1972-1974)
岐阜大学医学部神経精神医学教室助教授,自衛隊中央病院神経科部長
第3回日本認知療法学会会長 (2005)
第1回日本不安障害学会会長 (2009)
Kabat-Zinn来日準備委員 (2012)
第4回日本マインドフルネス学会会長 (2017)

《現職》
医療法人和楽会理事長
東京マインドフルネスセンター名誉センター長
京都府立医科大学客員教授
岐阜大学医学部臨床教授
日本不安症学会名誉会員
日本心身医学会功労会員
日本精神神経薬理学会功労会員
NPO法人不安・抑うつ臨床研究会代表
NPO法人東京認知行動療法アカデミー事務局長
一般社団法人日本筋ジストロフィー協会　代表理事

《編著書》
マインドフルネス―基礎と実践 (貝谷久宣・熊野宏昭・越川房子編著). 日本評論社, 2016
マインドフルネス・瞑想・坐禅の脳科学と精神療法 (貝谷久宣・熊野宏昭編著). 新興医学出版社, 2007

その他, 業績多数 (http://www.fuanclinic.com/files/etc/Dr_kaiya.pdf)

© 2019　　　　　　　　　　　　　　　　第1版発行　　2019年7月25日

マインドフルネス精神医学
マインドフルネスに生きるメソッド

（定価はカバーに表示してあります）

検 印 省 略		監訳	貝 谷 久 宣

発行者　　　　林　　峰　子
発行所　　株式会社 新興医学出版社
〒113-0033　東京都文京区本郷6丁目26番8号
電話　03 (3816) 2853　　FAX　03 (3816) 2895

印刷　株式会社 藤美社　　　ISBN　978-4-88002-870-5　　　郵便振替　00120-8-191625